ENERGIZANTES DEPORTIVOS

© Adolfo Pérez Agustí (2019)

ENERGIZANTES DEPORTIVOS

© Adolfo Pérez Agustí (2019)

edicionesmastersmail.com

El autor está diplomado en Preparación física y es cinturón negro en tres disciplinas: Karate-Kenpo, Kung-fu y Ninjutsu

CAPÍTULO 1

ENERGIZANTES DEPORTIVOS

A finales del siglo pasado un investigador ruso adelantó la hipótesis de que la fatiga se producía en el sistema nervioso central, siendo los músculos los que acusaban esa falta de estímulos nerviosos para volver a contraerse. La falta de coordinación del sistema nervioso provocaría la imposibilidad de seguir contrayéndose los músculos y el dolor muscular del agotamiento no sería otra cosa que la irritación de la red nerviosa que les rodea. Llegado a un punto extremo, los impulsos nerviosos no se realizarían.

Una prueba que nos ayudará a comprender cuánta verdad hay en estas teorías lo tenemos en el hecho de tomar estimulantes del sistema nervioso, como el café y aún más las anfetaminas, que estimulan el sistema nervioso hasta tal punto que son capaces de poner de nuevo en funcionamiento un músculo agotado. Cuando los estímulos se hacen sobre los músculos, en el sentido de dotarles de glucosa o energizantes sin acción sobre el sistema nervioso, el resultado es muy pobre.

Por este motivo, aquellas sustancias ergogénicas (productoras de energía) que actúan de igual manera sobre los músculos y nervios son las más eficaces.

El estímulo cerebral o emocional es capaz de ejercer un aumento de la resistencia a la fatiga de hasta un 50%, encontrándose casos de atletas que en los preliminares o pruebas menores no han dado resultados interesantes, pero cuando había algo en juego, bien sea dinero o prestigio, aumentaban su rendimiento grandemente.

Los investigadores establecieron unión entre la disminución temporal de la capacidad de trabajo y las variaciones de la corteza cerebral con el fin de lograr una mejor comprensión sobre la fatiga. Mediante esta investigación encontraron que cuando la fatiga muscular comenzaba a hacer su aparición disminuían incluso los reflejos naturales o condicionados, llegándose al punto de que las personas sumamente fatigadas no reaccionaban adecuadamente ante situaciones de agresividad. La historia nos demuestra una y otra vez que la mejor manera de vencer la resistencia del enemigo es sometiéndole a la fatiga, bien sea mediante trabajo extenuante o con la falta de descanso reparador. La persona así tratada llega a un punto de no ofrecer resistencia y aceptar mansamente su destino, e incluso no se resiste cuando sabe que le van a matar.

Otras investigaciones más recientes encontraron que toda relación sobre el cansancio se da en los centros corticales y cuando éstos empiezan a fallar, la excitabilidad del sistema nervioso, el tono, la flexibilidad e incluso los mecanismos de aprovisionamiento de la energía a nivel muscular, no funcionan.

La fatiga de las células nerviosas corticales produce una falta de coordinación de todo el sistema nervioso que se ve sometido a un caos imposible de controlar.

Junto a este problema se suman otros ajenos a él, como son la falta de riego sanguíneo adecuado en los músculos, la inhibición enzimática, la variación de los receptores que sirven para contraer los músculos, las perturbaciones de las glándulas endocrinas y la falta de oxígeno en los tejidos.

A la vista de estos datos es fácil comprender los peligros que corre una persona agotada cuando insiste en llegar una y otra vez hasta el límite de sus fuerzas, en un deseo de superar esfuerzos para los que no está preparado físicamente.

Afortunadamente el organismo humano posee una sabiduría perfecta y cuando las señales de alarma que envía no son atendidas (jadeo, dolores, pinchazos), bloquea cualquier posibilidad de contracción del sistema muscular y la persona cae irremediablemente al suelo sin posibilidad de volver a levantarse, salvo que alguien le ayude.

Otros investigadores en el campo de la aparición de la fatiga muscular comprobaron que interrumpiendo el flujo sanguíneo en un miembro la fatiga se desarrollaba rápidamente y la posibilidad de realizar un trabajo se acortaba grandemente. Más que una carencia de oxígeno en las células lo que ocurre es que, en circunstancias de riesgo sanguíneo insuficiente, se produce una acumulación de las sustancias de desecho, al pasar por los receptores musculares, lo que les influye negativamente.

Sin embargo, la aparición de la fatiga no es radical, ya que basta el hecho de someter a la persona cansada a un esfuerzo menor para que pueda continuar. Quitar la mitad de peso soportado a un culturista o aligerar la mochila de un excursionista, suele ser suficiente para que se pueda continuar el esfuerzo durante algún tiempo, aunque momentos antes la persona haya carecido totalmente de fuerzas para seguir.Cambiar de lugar a un trabajador cansado, pedir a un niño que cambie su juego por tocar un instrumento musical, o seguir caminando más kilómetros escuchando música, es suficiente para que el agotamiento muscular parezca haber desaparecido.

CAPÍTULO 2

PRODUCCION DE ENERGÍA

En circunstancias normales con suficiente oxígeno y combustible, el ATP se forma mediante la unión de adenosina (un nucleótido de adenina) unido a tres grupos fosfato. La energía almacenada en el ATP se libera cuando el vínculo con el tercer grupo fosfato se rompe, produciendo así el difosfato de adenosina (ADP) y fosfato inorgánico. En condiciones aeróbicas, cuando hay bastante oxígeno, el vínculo entre ADP y el (tercer) grupo fosfato es rápidamente restaurado, resultando en nuevo ATP.

Si la demanda de energía persiste, el fosfato de creatina (PCr) cede su grupo fosfato a ADP a fin de que el ATP se produzca de nuevo. Una vez las fuentes celulares de la PCR se han agotado, la célula recurre a un tercer mecanismo para la producción de ATP: la reacción mioquinasa.

Cuando la demanda de energía lleva al agotamiento, se produce la reacción mioquinasa, un proceso que implica a dos moléculas de ADP que se utilizan para producir una molécula de ATP, con la molécula de monofosfato de adenosina (AMP) sobrante. El resultado es una acumulación de AMP, algunos de los cuales se descomponen para formar adenosina, inosina, hipoxantina, ácido úrico y otras purinas, que son arrastradas por la sangre. Tal situación surge durante la hipoxia, donde los músculos consumen el oxígeno más rápidamente de lo que puede ser suministrado por el torrente sanguíneo. En tales circunstancias, las concentraciones de ATP pueden caer rápidamente.

En una situación de hipoxia, el cuerpo trata de garantizar el suministro de oxígeno de la mejor manera posible inyectando en la sangre grandes cantidades de adenosina y otras purinas. Este proceso resulta en la dilatación de las arterias en la cabeza y los músculos y la constricción de las arterias de los órganos que no son inmediatamente esenciales durante una situación de emergencia. Sin embargo, el precio que uno paga por esto es la pérdida de cantidades considerables de adenosina celular.

Como tal, la disponibilidad intracelular de ATP, ADP y AMP puede caer hasta en un 50 % durante una hipoxia severa. Esta disminución en los suministros de energía celular puede dar lugar a fatiga, calambres, mialgia (dolor muscular), rigidez y problemas a nivel de los tejidos.

Incluso si las concentraciones de oxígeno son rápidamente devueltas a la normalidad, pueden pasar varios días hasta que los suministros de energía se recuperen. En circunstancias patológicas, por ejemplo, en los casos de enfermedad isquémica del corazón, esto puede llevar mucho más tiempo, lo que resulta en un déficit crónico en el suministro de ATP.

CAPÍTULO 3

CAUSAS DEL CANSANCIO

En el ejercicio físico, el cansancio muscular puede deberse a varias razones, entre ellas:

Fatiga intelectual, como aquella que acusan los funcionarios que trabajan en atención al público, los aficionados al ajedrez o cualquier reto intelectual con otras personas. También, en deportes de alta concentración durante todo el evento, como el tenis.

Fatiga sensorial, como puede ser la que se produce en los trabajadores que deben concentrar su vista en las cadenas de montaje, en los que juegan con ordenadores, o en cualquier actividad que obligue a analizar rápidamente y actuar en consecuencia. En deportes como el alpinismo.

Fatiga muscular, producida por cualquier actividad muscular intensa y que puede ser local (trabajo de una sola zona muscular), regional (recolectores agrícolas) o general (bailarines). La mayoría de los deportes de larga duración.

Fatiga emocional, producida sin apenas movimiento muscular pero que agota al individuo al someterlo a una tensión intensa bien sea por miedo, espera demasiado prolongada, frustración o irritabilidad contenida. Finales deportivas o ambiente hostil.

Fatiga por inmovilidad, como es el caso de los porteros, cajeros, soldados que están en guardia o meditación prolongada.

En casos como éstos el cansancio aparece al interrumpirse los influjos que vienen de los músculos al no existir fase de relajación-contracción que permita a las células nerviosas relajarse.

Todas estas consideraciones sobre los tipos de fatiga están ligadas a un factor: la resistencia, y cuanto más elevemos esta, más capacidad de trabajo tendremos y más tarde aparecerá el cansancio.

Pero lo mismo que existen diferentes tipos de fatigas, también los hay de resistencias y una persona puede ser muy resistente ante un tipo de actividad (correr) y muy poco en ejercicios de tensión estática, y menos aún en los de concentración o anaeróbicos.

Causas del agotamiento muscular

Las personas que realizan ejercicios de mediana o alta intensidad, deberían tener en cuenta las siguientes causas que originan el agotamiento muscular:

• Realizar un ejercicio sin haber comido lo suficiente y con anterioridad. Esto suele ser normal en personas sometidas a regímenes de adelgazamiento y que realizan también una actividad física moderada-alta.

• Realizar esfuerzos en lugares muy fríos y con escasas prendas de abrigo. En estos casos el cuerpo humano hace un esfuerzo enorme para mantenerse caliente, lo que apenas consigue, ya que parte de la energía se debe emplear en mantener los músculos activos.

- Realizar esfuerzos en clima muy cálido y con prendas que provoquen sudor extra. Esto mismo es aplicable a realizar ejercicio con fuerte sol.

- Realizar esfuerzos sin sustituir periódicamente la cantidad de líquidos perdidos. Hay que tener en cuenta que el sudor es el mejor medio con que contamos para evacuar el calor, pero si no hay agua suficiente no hay sudor.

CAPÍTULO 4

ATP Y OXÍGENO

Se sabe que la actividad muscular está ligada al gasto de energía y que el ATP es el principal suministrador de ella, siendo capaz de asegurar todas las necesidades energéticas de las células siempre y cuando se encuentre en cantidades suficientes, y dado que la cantidad disponible es muy pequeña se hace necesario un continuo reciclaje que nos asegure el suministro. Este suministro de ATP se logra mediante la descomposición del fosfato de creatina y la transformación de la glucosa hasta llegar al ácido láctico, el cual vuelve a incorporarse de nuevo a la cadena energética.

Bien sea mediante un mecanismo anaeróbico (sin oxígeno) o con suficiente cantidad de oxígeno (aeróbico), la producción energética se puede realizar correctamente, pero una manera nos ayudará a realizar ejercicios a la máxima intensidad o velocidad (anaerobios) y otra nos permitirá mantenerlos un tiempo prolongado o una cadencia mediana (aerobios).

Mientras el organismo no entre en una deuda de oxígeno fuerte, en el sentido de que debe restituir el oxígeno que se ha utilizado, se podrá continuar el trabajo. Llegar una y otra vez hasta el agotamiento producirá daños internos bastantes graves que el paso de los años sacará a la luz.

En los ejercicios de resistencia, el rendimiento muscular depende, principalmente, de la capacidad aeróbica de la persona.

Ésta se caracteriza por el nivel máximo de consumo de oxígeno (VO2 Máx), el cual depende, a su vez, de los sistemas circulatorio, cardiovascular y respiratorio, sin olvidar también la presión parcial del oxígeno del aire (mayor a nivel del mar y, por tanto, favorable para lograr buenas marcas), la capacidad pulmonar, la velocidad de difusión de los gases alveolares en la sangre (muy disminuida en fumadores), el intercambio arteria-vena y la adecuada circulación sanguínea en los músculos que trabajan.

Una persona medianamente preparada muscularmente no puede consumir en un minuto más de tres litros de oxígeno, mientras que un buen corredor de fondo puede llegar a los seis litros con facilidad. Los patinadores de velocidad o de esquí de fondo también arrojan cifras de consumo de oxígeno muy altas, favorables por tanto a la resistencia.

Un atleta normal, sin condiciones físicas muy especiales, puede superar su consumo de oxígeno en tres litros solamente después de muchísimas horas de entrenamiento, en donde la duración del trabajo es el factor principal, mucho más que la intensidad de éste.

La edad y el peso de la persona también limitan su aprovechamiento, ya que en la medida en que ambos factores aumentan es más difícil mejorar el rendimiento. Las diferencias entre personas que practican algún deporte y las que no los practican también son notorias, y así, vemos que mientras a edades muy tempranas –por ejemplo los 9 años– no existen apenas diferencias entre dos personas, al llegar a los quince el niño deportista tendrá un consumo de oxígeno útil de 2.700 l/m. y el no deportista apenas alcanzará los 2.300 l./m.

CAPÍTULO 5

AGOTAMIENTO CRÓNICO

Es el estado más perjudicial para el deportista ya que, además de provocarle el abandono del entrenamiento, le pueden causas graves e irreversibles daños físicos. Entre las causas debidas al instructor tenemos, en primer lugar, mandar ejecutar técnicas donde se requieren grandes esfuerzos sin las pausas adecuadas. Es necesario alternar los ejercicios de velocidad máxima con los de elasticidad y los de potencia con aquellos en los que solamente sean necesarias la fluidez, coordinación o continuidad.

El segundo error es mandar ejecutar técnicas muy seguidas donde sea necesaria una gran atención cerebral, porque esto provoca una gran fatiga y agotamiento. Hacer, intercaladamente, ejercicios musculares de relajación sería una cosa muy conveniente.

Desde el plano del alumno, es el descanso insuficiente el que provoca casi siempre la fatiga crónica y se aconseja que el intervalo entre una sesión y otra debiera ser como mínimo de 24 horas en los jóvenes y de 36 en los niños y mayores de 25 años.

El sueño reparador debe ser de 10 horas en los niños y 8 en adultos.

Como datos a tener en cuenta, citaré la opinión de varios doctores expertos en preparación física:

– "Son necesarias 72 horas de descanso para garantizarla recuperación total después de un entrenamiento fuerte".

– "48 horas es el tiempo que el organismo necesita para reponer los hidratos de carbono agotados".

– "El entrenamiento exagerado provoca anemia, insuficiencia hepática y descenso de potasio".

CAPÍTULO 6

CAUSAS PATOLÓGICAS

ANEMIA

Se trata de una de las enfermedades debilitantes más comunes, especialmente porque afecta a la captación y utilización del oxígeno. Aunque en occidente la población parece estar bien alimentada, los errores en cuanto a la calidad de los nutrientes y el desmesurado valor que se otorga a los alimentos cárnicos, han ocasionado un rebrote en los casos de anemias. Las dietas de adelgazamiento a las cuales se someten la mayor parte de la población, dietas que perduran con el paso de los años, son otra de las causas.

Descripción:

Disminución del número de hematíes o de la hemoglobina.

Causas:

Anemia por pérdida de sangre, ya sea crónica o aguda; anemia por destrucción sanguínea (hemolíticas) que pueden ser debidas a la presencia de antiaglutininas o causadas por medicamentos, tóxicos o bacterias. También existen formas crónicas causadas por ictericias y anemias por destrucción de la hematopoyesis. Entre las carenciales están las ocasionadas por déficit de vitamina B-12, de factor intrínseco, de ácido fólico, vitamina C o de hierro, entre otros.

Otras causas de anemia están producidas por parásitos intestinales (solitaria), las hepatopatías, el embarazo, el alcoholismo, la insuficiencia renal o los procesos malignos crónicos.

La cifra media de hematíes es de 5.000.000 en los varones y 4.500.000 en las mujeres. La carencia de hierro produce unos valores de menos de 10 mg por 100 ml.

Síntomas:

La sintomatología puede variar según sea la causa de la anemia y así, la *carencia de hierro* provoca uñas en cuchara y lengua lisa; la de vitamina B-6 responde inmediatamente a su administración; en la carencia de *B-12* hay trastornos gastrointestinales y del sistema nervioso central; en la de *ácido fólico* hay mala absorción y delgadez; y en el desplazamiento de la médula ósea están aumentados el hígado y el bazo.

La *anemia hemolítica* produce síntomas parecidos a la pérdida brusca de sangre y aunque no hay colapso puede existir postración y shock. La rápida destrucción de sangre provoca malestar, escalofríos y fiebre, así como dolor en la espalda y extremidades.

La *anemia perniciosa* suele ser hereditaria, ya que se forman anticuerpos contra el factor intrínseco, y el enfermo se queja de debilidad, disnea, dolor en la lengua, vómitos, náuseas, pérdida de peso y color de la piel amarillo. La degeneración del sistema nervioso produce alteraciones en el andar, con debilidad y rigidez. No es rara la falta de oxígeno cerebral.

Las *anemias por carencia de hierro*, las más numerosas, se deben a las pérdidas crónicas de sangre, bien sea por hemorroides, menstruaciones prolongadas, diarreas o aumento de las necesidades, como es el caso de las embarazadas o deportistas. El paciente se queja de cansancio crónico, irritabilidad, flatulencia, neuralgias, entumecimiento de las extremidades, palpitaciones, dismenorreas y atrofia de la lengua. Las uñas son frágiles, con estrías, y la piel y mucosa están pálidas.

Las anemias deberán tratarse de una manera más genérica, quizá todas por igual, ya que las carencias de nutrientes no suelen ser aisladas.

Síntomas generales:

Además de los síntomas anteriormente descritos, son habituales los bostezos incontrolables, el sueño a media mañana, la apatía física y psíquica, palidez en piel y mucosas y cierto grado de irritabilidad.

Tratamiento:

Alimentos muy útiles son las algas fucus, kelp y chlorella. También los berros, la achicoria, ciruelas, limones, perejil, berenjenas, remolacha roja, albaricoque, tomates, zanahorias y guisantes. En cuanto a hierbas, se pueden utilizar el cardo mariano, ortiga verde, diente de león, anís verde, la genciana, la angélica y la verbena. La clorosis en los adolescentes responde favorablemente a la artemisa.

En la anemia por carencia de hierro se tomarán con preferencia remolacha roja, espinacas, zanahorias, cerezas, fresas, manzanas, miel y pipas de calabaza o girasol.

Oligoterapia:

El tratamiento imprescindible para todas las anemias es la administración de cobalto, hierro y cobre, sin los cuales no hay posibilidad de curación definitiva. Se reforzará con las vitaminas B-12, B-6, ácido fólico y C.

Cuando se administre hierro deberá ser orgánico, ya que su tolerancia gástrica es perfecta y la absorción rápida y casi de un 90%. En este sentido, recomendamos la levadura de cerveza asimilada en hierro, el quelato de hierro y la ferritina, así como el jugo de remolacha roja.

Nutrientes:

Suplementos dietéticos útiles son el polen, la alfalfa, y la avena. El agua arcillosa se dará todos los días, ya que tiene un efecto catalizador muy interesante.

En personas debilitadas será muy útil el ginseng o el eleuterococo.

Homeopatía:

Arsenicum CH4, Calciumarsenicosum CH4, Ferrumphosphoricum 6DH, Arsenicumiodatum CH6, Kalium arsenicosum CH4, Cuprumarsenicosum CH4 y Avena sativa (tintura madre)

ENFERMEDADES ENDOCRINAS DEBILITANTES

ENFERMEDAD DE ADISSON

Hipofunción de la glándula suprarrenal, generalmente por atrofia.

Descripción:

Esta enfermedad, generalmente progresiva, se caracteriza por una pigmentación anormal de la piel, hipotensión, hipoglucemia, debilidad extrema, pérdida de peso y deshidratación.

Causas:

Con frecuencia, la atrofia de la corteza suprarrenal es inducida por la administración de corticoides en períodos variables. Otras veces es a causa de un neoplasma, necrosis o tuberculosis. La carencia de aldosterona provoca una pérdida excesiva de sodio y una disminución en la excreción del potasio.

Estas modificaciones de los electrolitos provocan una deshidratación intensa, disminución del volumen circulatorio e hipotensión. Disminuye también el glucógeno hepático y se declara una falta de fuerza muscular intensa, así como una disminución de la resistencia a las infecciones y mala tolerancia al estrés.

Los síntomas más característicos comprenden la fatiga y la debilidad, aunque es la hiperpigmentación lo que más deberemos tener en cuenta para el diagnóstico. La coloración muy morena, diseminada por las partes del cuerpo incluso no expuestas al sol, así como las marcas negras en la frente, cicatrices y cualquier pliegue cutáneo, son típicas en esta enfermedad. También son normales las placas localizadas de vitíligo.

La temperatura corporal es inferior a la normal y hay fuertes pérdidas de sal a causa del sudor.

La pérdida progresiva de peso, la baja tensión arterial y la anorexia, son síntomas frecuentes, así como la baja tolerancia al frío y vértigos. Con el tiempo se suele declarar profunda astenia, dolores intensos de abdomen o piernas, insuficiencia renal y colapso circulatorio. El pronóstico entonces es grave.

La enfermedad puede confundirse con alteraciones tiroideas, hipoglucemia, pérdida de sodio brusca o anemia ferropénica.

Tratamiento:

El tratamiento debe ir unido a una correcta hidratación y la suficiente ingesta de hidratos de carbono.

La hierba de elección es la borraja, ya que puede estimular la producción de hormonas suprarrenales, así como la calaguala. Otras hierbas correctoras son el ginseng, la ajedrea, la Artemisa, el ñame silvestre y el diente de león.

Oligoterapia:

El oligoelemento zinc se administrará para regular la glándula a través de la hipófisis, mientras que la mezcla Cobre-oro-plata se dará en los casos graves. Pasada la crisis, da buenos resultados el selenio, potasio, magnesio y la mezcla manganeso-cobre.

Nutrientes:

El Polen, el regaliz y la esencia de pino también se tendrán en cuenta, así como dosis altas de vitamina C.

Las hormonas DHAE y Pregnenolona son las últimas terapias empleadas con éxito.

HIPOTIROIDISMO

El descenso en las actividades metabólicas es una de las causas más frecuentes de agotamiento muscular, aunque en apariencia las personas que lo padecen suelen ser obesas, lo que no hace pensar en una desnutrición.

Descripción:

Hipofunción de la glándula tiroidea en el adulto.

La glándula tiroides necesita el yodo para la producción de las hormonas tiroxina y triyodo-tironina, las cuales se almacenan en forma de tiroglobulina. El hipotiroidismo es la poca producción de estas hormonas.

Se clasifica en **primario** cuando es producido por enfermedad autoinmune, **posterapeútico** después de una intervención quirúrgica o excesiva dosis de Rayos X, y **secundario** cuando es por insuficiente producción de hormonas TSH (tirotropina)de origen hipofisario yTRH (tiroliberina) de procedencia hipotalámica.

Causas:

El consumo escaso de yodo, bien sea porque aumenten las necesidades a causa de ingerir sustancias que bloquean la síntesis del yodo, por un error congénito en el metabolismo o una insuficiente ingesta alimentaria, puede producir la baja producción de hormonas. Si la enfermedad se declara en la niñez o durante el crecimiento fetal, se produce cretinismo y si es posteriormente mixedema. También puede estar ocasionada por una alteración de la glándula hipófisis.

Síntomas:

El síntoma principal es la ausencia de vitalidad, la poca predisposición al movimiento. Estas personas son catalogadas con frecuencia como "vagas", lo que impide que se realice un diagnóstico preciso de su enfermedad.

El sueño excesivo, la lentitud en el habla, la intolerancia al frío, la irritabilidad y la pérdida de memoria, son otros síntomas habituales. Con el tiempo, se suele declarar bocio y obesidad.

Con el fin de no confundir esta enfermedad con la deficiencia de yodo o el bocio endémico, he aquí los síntomas más importantes del hipotiroideo:

Poca sudación, piel seca, anorexia, y ligero retraso mental. También aparece bradicardia, debilidad, ronquera, nerviosismo, estreñimiento, poca actividad física, mala memoria y oído poco sensible.

Es habitual que se declaren edemas, trastornos en el metabolismo de las proteínas, mala tolerancia a los medicamentos, albuminuria, exceso de colesterol, poca actividad sexual, amenorrea y poco desarrollo genital. Hay también contracturas musculares, alopecia, calambres, entumecimiento, estreñimiento y edemas en las piernas.

Tratamiento:

Solamente se pueden esperar resultados con la terapia natural en los casos muy leves y especialmente en el bocio endémico. Los berros, ajos, avena y cualquier otra alga, son unos buenos auxiliares.

El aminoácido L-Tirosina, unido al yodo orgánico, pudiera ser una manera de intentar solucionar la enfermedad, ya que la unión de ambos forma la tiroxina.

De todas maneras, hay que empezar por dosis muy pequeñas e ir aumentando hasta que notemos nerviosismo, momento en el cual reduciremos algo la dosis.

En medicina química se emplea la hormona levotiroxina en dosis de 100-150 microgramos.

Oligoterapia:

La asociación zinc-cobre y manganeso-cobre, se darán diariamente en horas alternas.

Nutrientes:

El tratamiento debe ir encaminado en principio a la correcta ingestión de yodo y para ello lo mejor es el alga fucus y posteriormente el yodo orgánico.

La sal yodada o marina, también son de gran ayuda. También se recomiendan nueces, genciana, cobre, cinc, selenio y hierro.

FATIGA AGUDA

Se refiere a la fatiga muscular ocasionada por la poca adaptación del cuerpo a los esfuerzos físicos y mentales. La diferencia con la fatiga crónica es la corta duración y el conocimiento de las causas.

Causas:

El estrés es una fuente de motivación que provoca un rendimiento óptimo. Sometidos a niveles apropiados de estrés, desarrollamos una actividad productiva y creadora, somos comunicativos y gozamos de buena salud. Una vez excedido nuestro nivel de rendimiento óptimo, entramos en la fase negativa del estrés, que conduce a la ineficacia, a una menor creatividad y productividad así como a malas relaciones interpersonales. Todos estos factores acumulados acarrean fatiga mental y física.

Es paradójico, que sometidos a la fatiga mental, esforcemos nuestro cuerpo a alcanzar el mismo nivel de rendimiento, lo que sigue disminuyendo nuestras fuerzas físicas. Esta situación desemboca en una ruptura del estado homeostático, con las consiguientes consecuencias fisiológicas que provoca la fatiga física.

Los efectos de potenciación de la fatiga mental y de la fatiga física constituyen una fuente suplementaria de estrés, creándose así un círculo vicioso. Si no se cambia a tiempo, este círculo inadecuado puede provocar un estado caracterizado por total agotamiento físico y mental.

Hay multitud de enfermedades y causas que pueden provocar fatiga aguda, siendo necesario primero averiguar la causa orgánica que la produce. También existe la fatiga fisiológica, bastante habitual, la cual afecta a la población muy trabajadora y a los deportistas. Esta es la que puede ser tratada sin problemas por medios naturales mediante los suplementos energéticos.

Tratamiento:

Como alimentos especialmente productores de energía tenemos lógicamente aquellos ricos en hidratos de carbono que se absorben con rapidez, en especial los dátiles, uvas, plátanos o ciruelas. Las patatas al vapor y los copos de avena, son especialmente restauradores y aconsejables en todas las personas, pero de modo especial en los deportistas, ya que se pueden consumir sin peligro minutos antes del entrenamiento. El muesli constituye un alimento de primera magnitud. También son energéticos extraordinarios la miel o la fructosa. La glucosa, sin embargo, y aunque posee un efecto energizante casi inmediato, provoca después caídas importantes de la glucemia, así como también supone una sobrecarga para el hígado y un mayor consumo de vitamina B-1.

Hierbas energéticas tenemos la alholva, el romero, la menta, el diente de león, el cardo mariano, el eleuterococo y el ginseng, estas últimas de extraordinarios efectos a corto y largo plazo. El guaraná es un fruto de buen resultado, aunque ningún nutriente podrá proporcionar energía suficiente a un sistema muscular poco eficaz.

Oligoterapia:

Los oligoelementos útiles son el selenio y el cobre-oro-plata.

Nutrientes:

Suplementos dietéticos de mucho interés son la jalea real, el octacosanol, el aceite del germen de trigo, la Vitamina B-15, la L-carnitina, Taurina, los aspartatos y el polen.

Los suplementos de aminoácidos ramificados, así como las vitaminas B-1, B-2, B-6, B-12, E y ácido pantoténico, también se tendrán en cuenta, aunque su efecto nunca es inmediato.

Flores de Bach:

Rosa Silvestre(Rosa canina)

Efecto: Motivación. Alegría por vivir, deseos de acción y placer por poder hacer.

Ayuda a la transformación interna ante los cambios importantes de la vida. Útil cuando otros remedios no actúan. Para corregir la resignación y apatía, el fatalismo, la pasividad y falta de motivación o expectación. En suma, la pérdida del impulso vital.

AGOTAMIENTO PSICOLÓGICO

El síndrome de *burn-out*, o síndrome del desgate profesional, es un tipo de estrés prolongado motivado por la sensación que produce la realización de esfuerzos que no se ven recompensados. Se suele dar en relaciones laborales que implican el trato con personas e importantes exigencias emocionales en la relación interpersonal (personal sanitario, docentes, policías, funcionarios de atención al público, etc.), que ocasionan en un deterioro, desgaste o pérdida de la autoestima.

Descripción y causas:

El síndrome de *burn-out* no es exclusivo de ejecutivos o comerciales de ventas, sino que ataca directamente a deportistas de élite, operadores de telefonía (call center), informáticos, así como a profesiones de la sanidad y profesorado de instituto. Suele darse más en los trabajadores de las industrias técnicas, que en aquellos que se dedican a labores artísticas, y en las mujeres más que en los varones.

Cuanto más cualificada laboralmente está una persona, más fácil es que padezca el síndrome de *burn-out*, especialmente si sus intereses profesionales están por delante de los sociales o familiares. Las relaciones personales o matrimoniales padecen las consecuencias, y terminan por romperse.

El trabajo es lo más importante en la vida de los afectados y cuando existe el fracaso o las exigencias son continuadas, la enfermedad se hace intensa.

También se ha encontrado el mismo síndrome en estudiantes. Los afectados suelen ser personas que se esfuerzan excesivamente en sus estudios o que se sienten agobiados o presionados en las temporadas de exámenes. El temor se desencadena tanto por no poder cumplir las expectativas, como por el miedo a las represalias si no obtiene un buen resultado académico. Esto es especialmente fuerte cuando al estudiante le cuesta mucho trabajo entender y memorizar las cosas, y por ello tiene que esforzarse más de lo normal. Si el síndrome se prolonga, el afectado suele abandonar los estudios y padecer depresión.

Síntomas:

Como en la mayoría de las enfermedades con un componente psicológico determinante, suele manifestarse de forma oculta mediante un fuerte sentimiento de impotencia, con un despertar matutino poco vital. El trabajo no parece tener fin y, a pesar de que se planifica minuciosamente (lo que ocasiona un esfuerzo añadido y continuado) en pro de poder cumplir los compromisos, el trabajo nunca se termina adecuadamente. Lo que anteriormente era motivo de alegría por ver cumplidas unas expectativas, ahora no lo es, y el estrés se manifiesta incluso en las horas de ocio.

Los esfuerzos que se hacen mentalmente y mediante palabras muy contundentes -"ahora es mi momento de ocio y no quiero saber nada de mi trabajo"-, no son reales.

La depresión y la insatisfacción perpetúan el síndrome del ejecutivo, y aparecen las molestias somáticas en forma de insomnio, jaquecas, mareos, dolores musculares (especialmente en la nuca), trastornos digestivos, infecciones, sarpullidos, trastornos respiratorios de componente asmático, circulatorios o digestivos (exceso de colesterol).

Un dato muy significativo, es que si la persona se siente querida y bien remunerada en su puesto de trabajo, el síndrome no aparece aunque los requerimientos sean muy intensos.

Tratamiento natural:

Flores de Bach:

Olmo blanco

Se deberán poner 4 gotas debajo de la lengua varias veces al día.

Melatonina

Esta hormona asegura un descanso intenso en las tres primeras horas del sueño, precisamente las más difíciles de conciliar, y donde los recuerdos del día todavía están presentes. Una vez superadas con éxito, el resto es puramente un descanso para el cuerpo en general y los músculos en particular.

Fosfatidilserina

Este componente de los fosfolípidos, posee interesantes acciones en el estrés de tipo mental, en la memoria, capacidad de concentración y en la prevención del dolor muscular.

Taurina

Aunque no es un aminoácido puro, se le considera como tal por poseer acciones similares. Tiene buenos efectos en el rendimiento psicomotriz (tiempo de reacción, concentración y memoria), y la resistencia física.

Jalea real

Alimento de extraordinario interés desde hace casi un siglo y que posee un efecto generalizado sobre el buen estado corporal. En dosis de 500-1000 mg restaura lentamente las partes sometidas a desgaste, aportando optimismo, memoria y buenas defensas.

Eleuterococo

Es uno de los adaptógenos más empleados, entendiendo como tales a aquellas sustancias que son capaces de mejorar nuestra capacidad de adaptación a las circunstancias adversas, sean psicológicas o físicas.

ASTENIA

Debilidad general del cuerpo.

Descripción:

La mayoría de las personas padecen episodios asténicos (cansancio) en diferentes épocas de su vida, ya que suele ser el resultado de una vida anterior poco adecuada o a la necesidad que tiene el organismo de descansar cuando se declara alguna enfermedad. La diferencia con el cansancio o la fatiga, estriba en que en estos casos está afectado todo el sistema orgánico, no solamente el muscular. Aunque no hay agotamiento, la sensación de debilidad es intensa y prolongada, no recuperándose ni siquiera con el sueño.

Causas:

Hay enfermedades que provocan astenia continuada y entre ellas está el hipertiroidismo, las hepatopatías, la tuberculosis, la hipotensión o las cardiopatías. También las afecciones del sistema venoso producen síntomas similares. De igual modo, muchas astenias son producto de una mala información, como ocurre con los deportistas. El ejercicio físico continuado e indiscriminado suele ser causa habitual de astenia, ya que dedicar horas de descanso a la práctica de ejercicio físico (fitness, padel…), ocasiona un lento deterioro en la salud, en lugar de una mejora.

Otra causa habitual es la astenia primaveral, pues el cambio estacional, desde una época invernal de pocas salidas a la calle, a otra en la cual el buen tiempo invita a largos paseos, ocasiona el llamado "síndrome de desadaptación". Después de unos días, la persona suele superar sin problemas este proceso durante el cual el sistema circulatorio parece incapaz de asegurarnos el aporte de oxígeno necesario para la nueva actividad.

Síntomas:

Numerosas son las manifestaciones de la persona que padece astenia, además del cansancio general, y entre ellas están: taquicardia, palpitaciones, falta de aire, vértigos, pesadez de piernas, incapacidad para concentrarse psíquicamente, dolores de cabeza, bostezos, trastornos gástricos, disminución del deseo sexual y dolores musculares generalizados. Puede aparecer también comoun trastorno obsesivo /compulsivo de la personalidad, paralelamente a los rasgos de rigidez en los pensamientos y falta de flexibilidad.

En numerosas ocasiones, un asténico crónico ha sido catalogado como "vago" y no se le ha puesto tratamiento médico. La enfermedad de Adisson y las hepatopatías, suelen generar astenias crónicas.

Tratamiento:

Una vez suprimida la enfermedad causante si la hubiera, se puede probar con hierbas de reconocida fama como astiasténicas, como es el caso del ginseng, eleuterococo, espino blanco y romero.

El cardo mariano, brusco, ginkgo biloba y la esencia de ajedrea, son otros buenos remedios contra la astenia. La artemisa se ha utilizado durante largo tiempo para tratamiento de las lipotimias.

Llevar una vida saludable, con las comidas efectuadas a horas regulares, y el ocio suave y en contacto con la naturaleza, son requisitos imprescindibles.

Oligoterapia:

Los oligoelementos manganeso-cobre, cobre-oro-plata y manganeso-cobalto, han de ser el tratamiento de fondo de todas las astenias.

La carencia de hierro es un dato importante a tener en cuenta.

Nutrientes:

Alimentos de especial interés son las ciruelas, los berros, la avena, la alfalfa y la remolacha. La jalea real, las vitaminas B-15 y C, así como la L-carnitina, son otros buenos suplementos para el mismo fin.

OTRAS PATOLOGÍAS CON SÍNTOMAS SIMILARES

Entre ellas destacamos los episodios depresivos, la obesidad mórbida, talasemias (enfermedad hereditaria que produce carencia de oxígeno por defectos en los glóbulos rojos), la apnea del sueño y narcolepsia, la mononucleosis crónica (enfermedad vírica), los trastornos bipolares, la esquizofrenia, los trastornos del apetito, el cáncer, las enfermedades autoinmunes, los trastornos hormonales , las infecciones repetitivas, el abuso de alcohol y sustancias adictivas, y las reacciones ante medicamentos.

Finalmente, habrá que tener en cuenta también a la hipocondría (miedo a padecer una enfermedad), el trastorno de conversión (enfermedad neurológica ocasionada por el psiquismo), la somatización (múltiples y persistentes signos clínicos) y el trastorno somatomorfo (síntomas persistentes que no se relacionan con ninguna enfermedad).

Causas generales y remedios

Aunque el cansancio, la fatiga y el agotamiento, puedes estar originados por multitud de causas, esencialmente hay dos que originan este fallo en el caudal de energía disponible:

Elementos externos, tales como la climatología extrema, el smog (niebla industrial), algunos conservantes y saborizantes, los metales de uso frecuente especialmente aluminio (envoltorios, utensilios de cocina, medicamentos, desodorantes…), el flúor de los dentífricos, las amalgamas de mercurio, el plomo de las cañerías y pinturas, los antiadherentes (teflón), pinturas, disolventes, y otros como las ondas electromagnéticas de los teléfonos móviles, ordenadores, hornos microondas, pilas de litio o conexiones eléctricas cercanas que lentamente desgastan nuestros recursos energéticos.

No menos importantes son los medicamentos, incluso aquellos aparentemente menos perjudiciales, como el paracetamol o las vacunas, que de modo lento e insidioso alteran el equilibrio cuántico del organismo. Cuando la alteración es producto de un elemento que ha ejercido un daño continuado, aunque aparentemente pequeño, las células nuevas han incorporado ya esta alteración y nacen defectuosas, y así en cada nueva generación celular.

Elementos internos, como las emociones sostenidas, en especial la cólera, el rencor, el resentimiento, el temor, la preocupación, la incertidumbre y el estrés intenso. Todas ellas sobrecargan el sistema nervioso y glandular, el circulatorio y agarrotan los músculos impidiendo su adecuada oxigenación. En estos casos se recomienda no huir de los problemas, afrontarlos y buscar la solución más inteligente.

Los excesos de adrenalina fatigan el hígado, que es el laboratorio del cuerpo, alteran las constantes sanguíneas y agotan al riñón, alterando al bazo y al timo en el trabajo de mantener operativo el sistema inmunitario y de defensa. Este suele ser el centro de muchos trastornos sin causa orgánica.

Sin embargo, las primeras señales de alarma se dan con signos de alteración en el apetito, el sueño, la digestión, en los músculos y la evacuación. Son las más comunes, pero no por eso debe dejar de acudir al médico en espera de que sea el propio organismo quien se reajuste. Un diagnóstico certero y la utilización de productos naturales, estimularía los mecanismos orgánicos energéticos. De no hacerse, la enfermedad continuaría su curso sin que el enfermo se diera cuenta.

CAPÍTULO 7

MEDIDAS GENERALES PARA EL RESTABLECIMIENTO ENERGÉTICO

La felicidad del enfermo es la parte más importante para el restablecimiento de la salud, aunque deberíamos añadir a la razón de vivir como el nexo que permitirá que se desarrollen los procesos curativos internos. La clave está en permitir que la conciencia encuentre su propio camino por encima del daño sufrido por el organismo. Indudablemente será necesario también prescribir un programa de dietas, descanso, meditación y quizá masajes, infusiones de hierbas, paseos a la luz del sol y otros sencillos métodos naturales adaptados siempre a las peculiaridades de cada paciente.

Estas serían las claves para el restablecimiento de la energía que nos permitirán eliminar la fatiga:

TONIFICACIÓN DEL AURA

Visualización de colores y masaje en puntos de acupuntura, para generar sintonía y vibraciones cuánticas armónicas que desencadenarán emociones positivas saludables, como: afirmación, seguridad pero no inconsciencia, confianza, amor incondicional, dicha, gozo, firmeza y su opositora la flexibilidad, fortaleza espiritual y otras igualmente protectoras del trabajo a realizar en su interior. Son fuentes intensas de energía que logran armonizar todo el conjunto orgánico. Son las baterías con las que cuenta para generar bienestar, y una célula feliz es una célula que cumple su misión a la perfección, mostrándose solidaria con el resto.

Hay en la actualidad numerosas terapias del espíritu que están tratando de imponerse en este mercado de la salud tan plagado de medicamentos. Aunque la medicina oficial no las tiene en cuenta, pueden constituir la base de la plenitud y la felicidad y, en suma, de la salud. Existen terapeutas que usan este único recurso y emplean sus habilidades cuánticas, cognitivas y paranormales, con singular éxito en sus intervenciones de tipo Reiki, Meditación Trascendental, Medicina Ayurvédica o cualquier procedimiento de curación similar.

NATUROTERAPIA

Debería constituir, junto con las terapias mentales, la base de cualquier tratamiento médico que pretenda restablecer la salud. Las dietas de frutas y verduras en regímenes alimenticios personalizados, la hidroterapia, las salidas a los paraísos naturales que nos rodean, el uso acertado de la música, la pintura y la escritura, así como los numerosos productos naturales que se encuentran en los herbolarios y tiendas de dietética, se usan en busca de una desintoxicación y regeneración. Acudir a la naturaleza, mejor al bosque que la playa, mejor la montaña que la planicie; levantarse y acostarse temprano, no esconderse de un día de lluvia, pisar el césped húmedo o escuchar el susurro de los árboles y el agua, todo ello son remedios que no le costarán dinero.

La figura misma del experto en medicina natural, tan ausente de elitismo, soberbia o prepotencia, suponen ya desde los primeros momentos del tratamiento una mejora sustancial en el restablecimiento de la energía. El enfermo que acude a uno de estos terapeutas no sale acobardado ni preocupado, sale optimista y más seguro de sus posibilidades de curación. No alberga falsas esperanzas, sino que está convencido de que se curará.

FITOTERAPIA

Las plantas medicinales bajo la forma de cocimientos, infusiones, tinturas, o cápsulas de extracto seco o pulverizado, son y han sido la esencia de la medicina natural, y con el paso de los tiempos no han perdido interés, lo han ganado. Si las comparamos con los medicamentos, peligrosos en potencia y que son rechazados siempre por el enfermo -aunque está convencido de que debe tomarlos-, las plantas medicinales constituyen la base de la terapia a instaurar.

Como elementos orgánicos que son, poseen en su interior miles de pequeños elementos que logran actuar sobre todo el conjunto orgánico, al mismo tiempo que armonizan perfectamente con cada célula de nuestro cuerpo, transmitiendo su inteligencia y personalidad a quien las consume.

Al igual que nosotros, forman parte del universo y poseen una energía vital de la cual carecen los medicamentos. Esta energía vibratoria consigue restaurar las vibraciones energéticas incorrectas propias de la enfermedad. Hay tantas plantas medicinales, que siempre encontrará una o varias que le ayudarán a su salud y energía. Si puede y las conoce, cójalas directamente del campo. Su vitalidad se integrará en su cuerpo rápidamente.

LAS ESENCIAS FLORALES DE EDWARD BACH

Son 38 esencias florales que armonizan los estados de ánimo. Son remedios vibratorios y no químicos, no producen efectos secundarios, complementan o sustituyen la acción de los psicofármacos, disminuyendo o evitando su consumo. No actúan sobre enfermedades psicológicas, sino modificando los problemas de su personalidad que han ocasionado las enfermedades. Cambian las percepciones equivocadas y pueden corregir los detalles anímicos que le ocasionan sus conflictos. Actúan sobre la inseguridad, la agresividad, la impaciencia o el rencor, por poner unos ejemplos, y en cualquier otra característica de su carácter que no le guste.

LAS 12 BIOSALES DE SCHÜESSLER

Desde que se descubrieron en el año 1873 se ha demostrado que son indispensables para el normal funcionamiento del organismo. Ayudan a la naturaleza en sus esfuerzos por sanar, al restablecer funciones entorpecidas evitando la destrucción de las células sanas, mientras regeneran a las enfermas. Su efecto, aunque lento, es restaurador incluso en estados de salud seriamente dañados y complicados. Compatible con cualquier otra terapia, pudieran suponer la forma óptima de evitar las recaídas.

ACUPUNTURA, AURICULOTERAPIA, SHIATZU, REIKI

Procedimientos de estimulación mecánica, vibratoria, táctil o térmica de los puntos energéticos. Tienen como propósito acelerar el equilibrio energético y aliviarle de sus síntomas de manera natural. El Reiki, aunque es una terapia energética, difiere de las anteriores en cuanto a que no existe manipulación del cuerpo y en ocasiones ni siquiera contacto físico. La interconexión se realiza desde la energía exterior hacia los chakras.

REFLEXOLOGÍA PLANTAR

Técnica de dígito presión y masajes locales en la planta de los pies, para activar el armónico funcionamiento de sus órganos, a distancia. La conexión se efectúa mediante el sistema nervioso, el cual dispone en el pie de una amplia red de contactos que luego se distribuyen por todo el cuerpo. Activando o sedando estos puntos, se logra un gran beneficio en las zonas reflejas tratadas.

PROGRAMACIÓN NEUROLINGÜÍSTICA

Moderna tecnología para comunicarse con la mente, usada para reconstruir el pasado y cambiar emociones y conductas en el presente. El operador le guía en el viaje hacia adentro, para olvidar recuerdos que lastiman o generar emociones en los contextos en que los necesite. Se basa en que el cerebro almacena programas que repite como un ordenador. Lo importante no es asumir los problemas mentales, sino darles otro enfoque, otro punto de vista.

EL PROTOCOLO FÍSICO

Entrene intensamente en breves intervalos. El protocolo en breves intervalos de ejercicio intenso ha demostrado mejorar la composición corporal (construir músculo, quemar grasa), más que el ejercicio moderado prolongado y aeróbicos.

También, ha demostrado ayudar a contrarrestar el envejecimiento muscular a través de conservar las fibras musculares de contracción rápida y aumentar la capacidad para realizar tareas físicas intensas.

Evite realizar largas sesiones aeróbicas de ejercicios cardiovasculares. Incorpore ejercicios de resistencia y velocidad con intensos ejercicios de empuje-tracción, para maximizar el impacto de sobrecarga mecánica en el músculo. Continúe aumentando la intensidad de sus ejercicios (carga de peso, velocidad y complejidad), a medida que avanza, para hacer que sus músculos realicen un esfuerzo constante y adecuado.

Trabaje todo el cuerpo en vez de solamente unas cuantas partes. Los ejercicios aislados tienen un efecto limitado y a menudo restringen su progreso. Incluya un mínimo descanso entre los intervalos. Esto forzará a su cuerpo a mejorar su durabilidad y fuerza al mismo tiempo.

Recuerde seguir desafiando a su cuerpo. Para hacer eso, cambie su rutina de ejercicios; Cambie el orden de sus ejercicios y añada nuevos elementos.

Incorpore ejercicios que simulen actividades de combate o huida, tales como golpes, patadas y sprints. Al igual que otras especies, estamos inherentemente programados para mejorar nuestra capacidad física y resistencia al estrés, a través de desbloquear este primitivo mecanismo de supervivencia que existe dentro de nosotros.

Evite hacer ejercicio moderado. La moderación es fatal para tener un desarrollo muscular. Los programas de alta intensidad como el Entrenamiento Controlado de Fatiga (CFT, por sus siglas en inglés) y Sprint 8, son ideales para ayudar a mejorar su estado físico.

CAPÍTULO 8

ELEMENTOS PARA SUPERENERGÍA

Recientemente escuché en la televisión unas declaraciones sobre la selección española de fútbol, en las que decían que para asegurar una buena alimentación a los deportistas se había contratado a un famoso cocinero. Haciéndolo así, los aficionados podían sentirse tranquilos en cuanto a la nutrición de sus ídolos.

De siempre había sospechado que la alimentación del deportista español era solamente una cuestión de paladar y técnica culinaria, pero no me había podido imaginar que incluso en un campeonato mundial las cosas eran iguales. Ahora me explico por qué nunca hacemos un papel brillante en las confrontaciones olímpicas o internacionales. A la deficiente y anticuada preparación física habrá que unir la incorrecta alimentación.

Lo curioso del caso es que, cuando algún entrenador consciente quiere que sus pupilos coman lo correcto, suele cometer el tremendo error de consultar a un médico y éste, con una actitud salomónica, se cubre de gloria con conceptos tan generalizados como: «tienen que tomar una alimentación variada», «deberán tomar diariamente frutas y verduras», «pocas grasas», etc., etc. Por mucho que intenten indagar en las necesidades de cada deportista en cuestión y el deporte que está en juego, el médico no les dirá nada nuevo a lo que le diría a cualquier paciente. Quizá les diga que aumenten las calorías y que tomen algún complejo vitamínico; eso es todo. Pero sobre el modo correcto de cocinar y dar sabor a los alimentos, sobre el uso correcto de la sal, el azúcar o el agua, sobre el momento más adecuado de tomar los hidratos de carbono, sobre las necesidades reales de proteínas, sobre la ración más conveniente antes, durante y después de la competición, nada de nada. Tampoco les dirá cuál es la alimentación adecuada a los ejercicios anaeróbicos, ni los suplementos dietéticos adecuados a cada deporte. Entonces ¿para qué acudir a su médico?

La pregunta que todos quizá deseen formular es ésta: ¿es cierto que se puede aumentar el rendimiento físico a base de la alimentación?

Pues bien, no solamente se puede aumentar un 100 por 100 la eficacia de un deportista mediante la alimentación, sino que no se puede aspirar a grandes marcas sin tomar una alimentación correcta. Este artículo tiene la finalidad de acercarles a los principios de nutrición deportiva.

El agua

El agua es el componente esencial de toda dieta de máximo rendimiento. Sin ella el atleta se ve imposibilitado para evacuar la enorme cantidad de calor que el ejercicio genera, y el proceso energético y depurativo se ve seriamente afectado.

Hay que beber AGUA (no sucedáneos, como refrescos o gaseosas) antes del ejercicio, durante el ejercicio si es pro-longado y después del ejercicio. La única precaución que hay que tomar es añadir una pizca de sal al agua que se toma durante el ejercicio y al finalizar, ya que de no hacerse así en momentos de gran deshidratación no podrá fijarse el líquido en el plasma y se eliminará rápidamente por la piel, lo que con toda seguridad provocará una caída de tensión peligrosa. La cantidad de sal debe ser muy pequeña, ya que si es demasiado alta todo el líquido ingerido se concentrará en el estómago para diluir el exceso, lo que privará a los músculos del líquido vital.

La temperatura del agua debe ser preferentemente ambiental y nunca excesivamente fría o con hielo, ya que la vasoconstricción que produce el frío puede provocar problemas digestivos y, además, la absorción se realizará más lentamente. Aunque el agua tibia no sea tan agradable de tomar, es más asimilable y enfría mejor el cuerpo. En el supuesto de que la vayamos a tomar durante el ejercicio o la competición, es conveniente primero hacer unos enjuagues con ella en la boca, tirándola dos o tres veces, y luego beberla a pequeños sorbos con una cánula; así evitaremos tragar aire.

No existe inconveniente en añadir al agua sustancias energéticas, como puede ser la miel, zumos de frutas no ácidas, extractos de verduras como la remolacha o preparados dietéticos pensados para corregir la deshidratación, pero hay que tener la precaución de administrarlos muy diluidos, o sea, que el líquido sea mayormente agua, ya que las concentraciones altas de otras sustancias dificultan el paso rápido a la sangre.

Una persona normal debería ingerir aproximadamente dos litros de agua al día, pero esta cantidad debe ser exclusivamente de AGUA, no de vino, gaseosas o café. Las arrugas prematuras en los deportistas son debidas básicamente a la deshidratación celular y son síntoma inequívoco de poca cantidad de agua, lo mismo que les ocurre a las personas al llegar a la vejez, si suprimen drásticamente el agua creyendo que engorda; esto les provoca flacidez cutánea, arrugas, enfermedades en los riñones, debilidad, etc. El remedio es sencillo: Beber más agua.

Lo mismo les ocurre a los deportistas, quienes sustituyen con demasiada frecuencia el agua vital por la cerveza, el vino o el alcohol, consiguiendo de esta manera bloquear la liberación de la hormona HAD, antidiurética, la cual ayuda a regular la cantidad de agua de nuestro organismo. Su carencia provoca no solamente una fuerte deshidratación, sino una pérdida importante de sales minerales vitales para el buen funcionamiento muscular. Así que, si quieren buenos logros deportivos, beban agua.

La sal

La sal, que antiguamente se consideraba algo imprescindible para el hombre (no olvidemos que el término salario viene de sal), y sin la cual ningún soldado iba a la guerra, se ha convertido en el enemigo número uno de la alimentación, de igual manera que lo son el azúcar y las calorías. Todo el mundo está empeñado en acabar con estos tres elementos, engañados y ayudados por una clase médica terriblemente equivocada, la cual está sometida inconscientemente a las manipulaciones de la industria alimentaria. "Cambiar el agua por vino o cerveza", "No tomar hidratos de carbono y cambiarlos por proteínas" o "La sal engorda y sube la tensión": Estas tres grandes mentiras están causando más daño a la población que las enfermedades cardiovasculares, las cuales son producidas en su mayor parte por una alimentación errónea.

Centrándonos en la sal, diremos que ni engorda ni provoca hipertensión y, sin embargo, es imprescindible para que se realice correctamente el proceso de la digestión, para que la sangre tenga la presión osmótica necesaria y pueda absorber y ceder las sustancias nutritivas, y para evitar que el cuerpo se deshidrate al menor movimiento.

Una carencia de sal provocará unas cifras de tensión arterial inestables, con subidas y bajadas altamente peligrosas, así como una gran dificultad para que las arterias y capilares puedan retener y ceder todos los elementos vitales para la salud (vitaminas, minerales, aminoácidos, etc.) También, una carencia de sal en nuestro organismo provocará un aumento incontrolado del potasio, lo que se traducirá por una eliminación de líquido enorme, lo que provocará una deshidratación continua que el agua misma será incapaz de impedir. Pero si ustedes se han pensado que les estoy recomendando añadir sal de cocina en sus alimentos no es así, ya que la sal de la que les hablo es aquella que la naturaleza nos ha puesto a nuestro alcance, y que no es otra que la sal marina SIN REFINAR, tal como se recoge del mar. Esta sal es un compuesto equilibrado de cloruro sódico, magnesio, bromo y yodo, asemejándose enormemente a la composición del suero humano. El hombre, en su empeño de darnos alimentos bonitos y pulcros, priva a la sal marina de unos iones que le dan equilibrio y nos suministran un producto totalmente dañino para la alimentación.

Así que ya lo saben, consuman sal marina en sus alimentos y, si padecen hipertensión o alguna enfermedad renal, que el médico averigüe la verdadera causa del mal, pero que no les suprima la sal en la creencia de que con su eliminación se cura la enfermedad, porque no es así.

El azúcar

He aquí otro nutriente esencial injustamente tratado por la clase médica, ya que la guerra al azúcar es algo palpable en cualquier régimen de adelgazamiento. Durante años nos han hecho creer que el azúcar era el causante directo de la obesidad, de las caries dentales, de la diabetes, etc., cuando no es así.

Un deportista puede tomar la cantidad de azúcar que le plazca sin que le aparezcan efectos nocivos por ello, lo único que tiene que hacer es seguir unas reglas de sentido común, como son: no ingerir bajo ningún concepto azúcar refinado (este sucedáneo del auténtico azúcar es nocivo) y tomar en su lugar azúcar-moreno, el cual es rico en calcio, hierro y ciertos enzimas que le suponen un valioso alimento para toda persona que hacer deporte. Cuando el hombre, al igual que hace con muchos alimentos, se empeña en hacerlos más atractivos, los refina hasta el punto de convertir lo bueno en malo. El producto final que ustedes toman, tan puro y blanco, necesita para su metabolización una serie de sustancias y su ingestión producirá caries dentales por carencia de calcio, alteraciones nerviosas por carencia de vitamina B-1 y problemas hepáticos por sobrecarga, así como acidez de estómago al ser necesarios ciertos fermentos para su digestión.

Muchos mejor que el azúcar moreno es la miel, la melaza, la fructosa, el polen, los dátiles o las uvas, con cuya ingestión cubriremos ampliamente nuestras necesidades de azúcar diarias sin problemas. Por tanto no renuncien a esos dulces que tanto le gustan, aunque tómenlos con preferencia integrales.

CAPÍTULO 9

ENERGIZANTES DEPORTIVOS

Independientemente de una buena alimentación, dirigida a combatir el cansancio corporal y la recuperación después del ejercicio, la mayoría de los deportistas utilizan uno o más suplementos dietéticos de venta libre que les permitan mejorar su rendimiento deportivo. Los detallados a continuación son los que poseen una eficacia comprobada a lo largo de muchos años de experimentación con ellos.

CITRULINA (Malato de)

Las investigaciones sobre el entrenamiento intensivo y la capacidad competitiva, han demostrado que el malato de citrulina es altamente eficaz para el **fortalecimiento de la capacidad de trabajo general y específica**, y para optimizar la condición funcional de los atletas.

Cuando el cuerpo está sometido a un proceso largo de fatiga, se presenta lo que se denomina astenia funcional que puede ser corregida por la mezcla de ácido málico y el aminoácido citrulina que actúan sinérgicamente como correctores del metabolismo al disminuir la acidosis muscular, eliminando el amonio y **restaurando el potencial energético del cuerpo.**

El ácido málico interviene en el ciclo de Krebs, asegurando una hidrogenación para producir moléculas de ATP, mientras que la citrulina interviene en el ciclo de detoxicación (eliminación) **evitando la acumulación del ácido láctico**, actuando como un antiasténico, defatigante, detoxicante muscular y hepático.

En resumen, favorece la eliminación del ácido láctico y del amoniaco que se acumulan en el músculo, lo que ayuda a una rápida reactivación energética.

GLUCURONOLACTONA

La Glucuronolactona es un carbohidrato derivado de la glucosa mediante su metabolismo en el hígado, por lo que le podemos considerar como producido de forma natural por el cuerpo humano. Se trata de un importante componente estructural de casi todos los tejidos conectivos, encontrándose también en la savia de muchas plantas, así como en diversos alimentos como los granos o el vino rojo. Derivada de la glucosa, se encuentra en la fórmula de algunas bebidas energéticas y se vende en cápsulas de 600 mg.

Participa en los procesos de desintoxicación, apoyando al cuerpo a eliminar sus propias sustancias toxicas. Se absorbe y se metaboliza con rapidez generando metabolitos no tóxicos como la xilulosa, siendo **precursor en la síntesis del ácido ascórbico y la formación del glucógeno**. Su efecto como energizante deportivo se potencia habitualmente con ginseng.

SHILAJIT

Se trata de una planta que crece en los montes Himalayas, rica en ácido fúlvico, que posee propiedades como antioxidante y como agente quelante para el aprovechamiento de los minerales orgánicos.

El contenido de su extracto es rico en enzimas, hormonas, aminoácidos, antibióticos, antivirales, sustancias antimicóticas, entre otros elementos, así hasta un total 74 complejos esenciales y minerales disueltos con el 42 % de alimentos ácidos sólidos.

Actúa como un electrolito natural que puede restaurar el equilibrio eléctrico de las células dañadas, neutralizar toxinas y eliminar la intoxicación por alimentos en cuestión de minutos.

En la medicina Ayurveda se emplea para aumentar la energía sexual y espiritual, disminuir la tensión y la ansiedad y para combatir diversas enfermedades, como: afecciones renales y de vejiga, anemia, asma, bronquitis crónica, debilidad nerviosa, diabetes, dispepsia fermentativa, afecciones de hígado y bazo, histerismo, neurastenia sexual, trastornos digestivos, etc. En los antiguos textos se le mencionaba como **destructor de la debilidad**.

ELEUTEROCOCO *(Eleuterococus senticosus)*

Contiene eleuterósidos A, B, D E, J, K, L, M, que le confieren propiedades demostradas como estimulante y adaptógeno (nos adapta a las circunstancias adversas, sean psicológicas, físicas o ambientales), empleándose por ello como sustituto del Ginseng para las disfunciones sexuales, como estimulante hormonal, muscular y nervioso, así como para mejorar la hipertrofia de próstata y el sistema defensivo.

Aumenta la resistencia inespecífica del organismo, incrementando los mecanismos de defensa, la tasa de hemoglobina y el número de polinucleares neutrófilos y eosinófilos, mejorando la circulación cerebral, el apetito, la **coordinación de los movimientos** y la receptividad de los órganos de la vista y del oído.

Estimula la función endocrina de las glándulas sexuales y suprarrenales. Posee acción gonadotropa, sobre todo en lo que se refiere a la próstata y vesículas seminales, normaliza la tensión arterial, la circulación coronaria y disminuye el colesterol.

Se ha comprobado su eficacia para **incrementar la resistencia del organismo frente al ejercicio físico** realizado en periodos de menos de dos horas, en distintos grupos de atletas. Parece ser que los componentes del eleuterococo podrían incrementar considerablemente el metabolismo de las grasas, disminuir el ritmo cardíaco, mejorar el consumo de oxígeno, etc. En lo que están de acuerdo los científicos es en la capacidad de esta planta para **incrementar la resistencia muscular**.

De forma resumida, sus efectos son:

- Ideal en preparación de exámenes y pruebas deportivas.
- Ayuda en la práctica del ejercicio, aumentando la resistencia y el consumo de oxígeno.
- Aumenta la concentración intelectual.
- Tiene un ligero efecto antiinflamatorio.
- Mejora la permeabilidad capilar.

- Se le han encontrado acciones positivas en la diabetes y la hipotensión.
- Es afrodisíaco moderado en mujeres.

CREATINA

La creatina es un compuesto nitrogenado sintetizado en hígado, páncreas y riñón y que también puede encontrarse en carne y pescado (especialmente arenques y sardinas). Al ser sintetizada es transportada al músculo esquelético donde se fosforila para producir fosfocreatina. En el riñón se excreta como creatinina, y constituye la manera más simple de monitorizar la correcta función de los riñones. Una subida en los niveles de creatinina de la sangre solamente es observada cuando hay un marcado daño renal. Los deportistas que toman los suplementos de creatina deberán, pues, suspenderla unos días antes para no dar cifras falsas en las pruebas renales. Del mismo modo y puesto que no es soluble en líquidos, un exceso en la dieta puede ocasionar un aumento en la formación de arenillas y cálculos renales.

Aunque frecuentemente confundida con los aminoácidos, esta molécula biológica no posee las mismas características, pues su efecto radica en que es capaz de unirse con una célula de ácido fosfórico formando un enlace de alta energía. Se deriva a partir de los aminoácidos arginina, glicina y metionina, y se acumula básicamente en los músculos esqueléticos (98%) en forma de creatina libre unida a una molécula de fosfato (fosfocreatina). La fosfocreatina sirve como **fuente inmediata de energía para la contracción muscular**, algo muy importante durante los ejercicios de breve duración, alta intensidad y carácter anaerobio. Otra función vital de la creatina es la de detener la bajada del pH muscular, un factor que contribuye a la fatiga.

La creatina se renueva de forma continuada en el organismo, perdiéndose unos 2 gramos al día en forma de creatinina que se recuperan por la alimentación o mediante la síntesis que se inicia en los riñones donde, a partir de los aminoácidos glicina y arginina, se forma un producto intermedio que va al hígado donde se completa la molécula con la participación del aminoácido metionina. Sin embargo, los estudios más recientes demuestran que los complementos de creatina pueden aumentar la cantidad total que se almacena en los músculos. Se ha demostrado que la toma de 20 gramos diarios de creatina (dosis de 5 gramos cuatro veces al día) durante 5 días aumenta un 20% la cantidad de creatina y fosfocreatina en el tejido muscular.

La relación entre esta carga de fosfocreatina muscular y el rendimiento deportivo es evidente, siendo el efecto más importante la **mejora de la potencia anaeróbica** por el retraso de la fatiga. En ejercicios de potencia el aumento de rendimiento está entre el 5 y el 7%, lo que permite al atleta entrenar a mayores intensidades.

Según recientes estudios realizados en Inglaterra, se estableció que es conveniente tomar una dosis inicial diaria de 20 a 30 gramos de creatina, durante seis días y continuar con una dosis de mantenimiento durante el resto del mes. Respecto a las precauciones a tener en cuenta para su administración, la primera es que debemos tener en cuenta es el límite en la capacidad de almacenamiento de creatina en el músculo. En condiciones normales los músculos con una composición mixta de fibras rápidas y lentas tienen una cantidad de 15 gramos de creatina por kg de músculo. El límite de acumulación de creatina es de 19-20 gramos por kg de tejido muscular, por lo que utilizar dosis más altas que las que se han mencionado (20 gr/día x 5 días) no tiene ningún sentido.

Un segundo aspecto a considerar es que el efecto mencionado puede no ser evidente en personas que por su constitución ya tienen suficientes depósitos ricos en creatina. Ello nos lleva a considerar que en atletas poco entrenados su efecto es mucho mayor que en los expertos. Por último, hay que recordar que la forma como la creatina se elimina es en forma de creatinina y que el exceso de consumo sobrecarga el riñón y está contraindicado en personas con alteraciones renales.

Estudios realizados en Inglaterra comprobaron que las personas que suman a la ingesta de creatina una buena dosis de carbohidratos hiperglucémicos, obtuvieron un 60% más de incremento de la creatina muscular. La emisión de insulina estimulada por el consumo de los carbohidratos parece jugar un papel importante en el traslado de la creatina, los aminoácidos ramificados y la glutamina hacia las células musculares.

Durante la práctica de ejercicios anaerobios intensos, la fosfocreatina corporal se agota rápidamente, lo que puede contribuir a nuestra incapacidad para levantar pesos máximos o al incremento de la fatiga. La suplementación con creatina permite aumentar la creatina intramuscular casi en un tercio, lo que favorece la formación de fosfocreatina, ayudando además a mantener una potencia máxima o casi máxima durante más tiempo de lo habitual. De esta manera **nuestros entrenamientos pueden ser más intensos y nuestra fatiga menor.**

Por tanto, podemos resumir los efectos así:

Incremento del máximo de fuerza para una repetición.

Incremento del 70% en el número total de repeticiones.

Incremento del rendimiento de la potencia.

Reducción de la fatiga.

Aumento de la capacidad para efectuar repeticiones de máxima potencia.

OCTACOSANOL/POLICOSANOL

Se trata de un hidrocarburo natural que contiene 28 átomos de carbono con un hidróxido terminal altamente concentrado. Para obtener solamente 7,5 mg. de él se necesitan nada menos que 2,5 kilos de germen de trigo, del cual se extraen mediante prensado en frío una cantidad aproximada de 75 gr. de aceite. Esto nos da una idea de lo difícil que es aislar cantidades altas de tan preciado elemento y del porqué no ha podido comercializarse en cantidades masivas.

Los primeros resultados prácticos se efectuaron en deportistas, ya que se vio que la toma de solamente 8 mg/día proporcionaba un **aumento en la resistencia aerobia** de los atletas. Posteriormente se descubrió sus buenos efectos sobre la capacidad de reacción, las funciones cardiovasculares, el sistema nervioso y el buen rendimiento muscular.

Para un mejor efecto se recomienda consumirlo unido a la vitamina E, no solamente por su acción sinérgica, sino por su efecto antioxidante, ya que al tratarse de un aceite se enrancia con facilidad.

Aplicaciones:

Reduce la demanda de oxígeno por los músculos.

Activa el metabolismo energético humano.

Estabiliza el sistema nervioso.

Es eficaz en las distrofias musculares.

Mejora la tolerancia al estrés.

Refuerza el sistema cardiovascular.

Ayuda a estabilizar las esclerosis y ataxias.

Disminuye las tasas de colesterol LDL.

Estimula la glándula pituitaria.

Controla la tensión arterial máxima.

Mejora la fertilidad al estimular la producción de hormonas sexuales y la cantidad de semen; por ello es una ayuda contra la impotencia.

Favorece la acción del Citocromo C reductasa y ahorra potasio, lo que conduce a una mejora en las funciones cardíacas.

Mejora la digestión, evitando la formación de gases y los trastornos producidos por los nervios.

En deportistas mejora la captación y utilización del oxígeno, especialmente en altitudes.

Evita las atrofias musculares, mejora el desarrollo y aumenta la potencia de los músculos.

Regula el metabolismo, aumenta la captación del yodo por el tiroides y participa en el ciclo de Krebs en la utilización de los carbohidratos como energético.

Favorece los reflejos, capacidad de respuesta, coordinación y adaptación al esfuerzo en deportistas.

GUARANÁ

La goma o pasta de guaraná se obtiene de las semillas, desprovistas de tegumento y habitualmente tostadas y pulverizadas.

Contiene cafeína, teobromina, taninos, saponósidos, aceite esencial, derivados alquilfenoles, estragol y anetol.

Se emplea como estimulante del sistema nervioso central por su contenido en cafeína, la cual se une a los receptores cerebrales adenosínicos, aumentando el estado de vigilia, y tiene un efecto ergogénico (**aumenta la capacidad de realizar esfuerzo físico**). Produce estimulación cardiaca, vasodilatación periférica y vasoconstricción a nivel craneal, por lo que se ha sugerido su empleo como antimigrañoso. Estimula la musculatura esquelética y el centro de la respiración. Además, aumenta la secreción ácida gástrica y la diuresis. Por todo ello, el guaraná mejora el estado físico, la memoria, es hipoglucémico, antioxidante y antiagregante plaquetario.

Frecuentemente se asocia a otras drogas como coadyuvante en regímenes de adelgazamiento.

Aminoácidos

L-CARNITINA

No fue considerado un aminoácido importante hasta hace muy pocos años, cuando se descubrió su papel en las funciones cardíacas. Aunque no es un aminoácido esencial puesto que se sintetiza en el hígado a partir de la metionina y la lisina, hoy en día es un nutriente más a tener en cuenta ya que, entre otras acciones, participa en el ciclo oxidativo de las grasas.

Tiene unas propiedades extraordinarias para asegurar, vía energética, la continuidad de las contracciones cardíacas en situaciones deficitarias, asegurando las funciones del corazón incluso en ancianos y en presencia de insuficiencias serias.

En su presencia las grasas son transportadas al interior de la mitocondria, lo que facilita la cadena energética de reserva y con ello evita la acumulación posterior en el tejido adiposo de la grasa no utilizada.

Dada su gran dependencia de la lisina, en un régimen pobre en carnitina se dan con frecuencia acúmulos de grasa no aprovechable en tejidos receptivos, como son la corteza hepática, las paredes arteriales y por supuesto la piel, dando lugar también a insuficiencia biliar por saturación. Su presencia por tanto es imprescindible para todo el metabolismo graso, controlar el colesterol sanguíneo, ajustar la tasa de triglicéridos a los requerimientos diarios y mejorar el aporte de oxígeno a todo el sistema muscular y cardíaco.

Como energético **es capaz de proporcionar energía en los esfuerzos de larga duración**, evitar que el corazón aumente peligrosamente sus pulsaciones, prevenir la fatiga muscular en los obesos e incrementar la resistencia a la fatiga en general.

Últimos experimentos le dan alguna propiedad en la síntesis de las prostaglandinas y el buen aprovechamiento de las vitaminas D y E, por lo que quizá tenga algún efecto positivo en la fertilidad masculina y la función ovárica. El hecho de que se hayan encontrados cantidades muy altas de carnitina en los músculos y los testículos del toro, han hecho pensar a los investigadores que pudiera ser un aminoácido con especial acción sobre el varón, aunque esto no ha podido ser contrastado todavía.

Dado que tiene la propiedad de poderse acumular en el tejido muscular, es posible que tomando dosis continuadas podamos disponer de cierta cantidad de reserva para casos de emergencia.

La forma más útil es como L-carnitina y se encuentra ampliamente difundida en productos farmacéuticos y dietéticos.

Aplicaciones generales:

Disminución de la síntesis de proteínas en las hepatopatías graves.

Pérdidas de proteínas en las diálisis y en la insuficiencia renal crónica.

En la hipoglucemia que curse con debilidad muscular.

En todos los trastornos del metabolismo de las grasas, tales como hipercolesterol, obesidad, hígado graso, arteriosclerosis, etc.

Todas las cardiopatías, especialmente aquellas que cursen con isquemias repetidas. Corazón senil y especialmente la angina de pecho de repetición.

Cetosis en los niños y diabéticos.

Anorexia y falta de ácidos grasos alimentarios.

Esterilidad masculina por falta de movilidad de los espermatozoides.

Cualquier situación de debilidad muscular crónica o por sobreesfuerzo.

Heridas, traumatismos y enfermedades debilitantes, así como baja resistencia a las infecciones.

Diabetes.

Distrofias musculares progresivas, esclerosis múltiple y ataxias.

Déficit de nutrientes grasos o mala digestión de estos.

Tratamiento posterior al infarto de miocardio.

Flebitis.

ORNITINA

Aminoácido no esencial dependiente del consumo de arginina, con quien comparte la mayoría de las acciones farmacológicas. Además, es capaz de sintetizar durante el ciclo de la urea a otros aminoácidos como el ácido glutámico y la prolina. Su acción anabolizante es muy intensa y puede entrar en la mitocondria, una parte de la célula que se describe como generadoras de energía, debido a que producen la mayor parte del suministro de ATP, que se utiliza como fuente de energía química.

Entre sus funciones están:

Regula el ciclo de la urea, pudiendo incluso aprovecharlo para volver a elaborar nuevos aminoácidos esenciales y evita la formación de amoníaco cerebral.

Fortalece el sistema inmunitario, especialmente la acción de los linfocitos de la serie T3, los más activos contra las invasiones bacterianas.

Activa el metabolismo de las grasas, evitando los depósitos en las arterias e hígado y permitiendo que pueda ser utilizado en la cadena energética.

Colabora en la síntesis de las proteínas, tiene efecto protector sobre el hígado y ayuda a la conversión de los aminoácidos en proteínas específicas.

Estimula el sistema nervioso deprimido.

Favorece la regeneración de los tejidos cutáneos dañados y mantiene la integridad del ADN, estimulando el crecimiento celular sano.

Mejora el número de espermatozoides, ayudando a su maduración y longevidad.

Mantiene el tejido muscular y tendinoso en buen estado, contribuyendo a la **elasticidad de los tendones**.

Contribuye al mantenimiento del peso corporal y evita la acumulación de las grasas en el tejido adiposo.

Favorece el desarrollo muscular y el crecimiento en los jóvenes.

También lo podemos emplear en:

Mantenimiento de la elasticidad muscular, ligamentosa y tendinosa.

Impedir las atrofias musculares por falta de ejercicio o por enfermedades distróficas causadas por un sistema nervioso defectuoso.

Evitar la formación excesiva del amoniaco y la urea.

Reforzar las defensas y la fecundidad masculina.

Proteger al hígado de la degeneración grasa y de la carencia de proteínas.

Impedir las lesiones arterioscleróticas.

L-ARGININA

Este es otro de los aminoácidos no esenciales que, sin embargo, son ampliamente utilizados en todo el mundo desde su síntesis. Precursor del aminoácido ornitina y de la urea, es un constituyente esencial de la hemoglobina, de las proteínas elastina y colágeno, así como de la formación de la insulina pancreática y del glucagón, cuya acción conjunta regula los niveles de glucosa en sangre.

Sintetizado parcialmente por el aminoácido esencial citrulina, la arginina se piensa que es capaz de estimular la producción de la hormona hipofisaria Somatotropa, la cual es la máxima responsable del crecimiento humano mientras dura la actividad de la glándula pituitaria. Sin embargo, estudios posteriores han demostrado que esta facultad puede extenderse a edades muy superiores e incluso a la vejez, lo que explicaría su uso cada vez más extendido en los tratamientos rejuvenecedores. Esta propiedad y el hecho de que forme parte del líquido seminal, han motivado un creciente interés por este aminoácido tanto en la dietética como en medicina.

Estas son algunas de sus aplicaciones más confirmadas:

Estimula la formación de la hormona del crecimiento, aunque se cree que solamente cuando existe déficit. En este sentido un niño cuya genética le obligue a ser de estatura pequeña no crecerá más con su administración.

Estimula el desarrollo de la masa muscular en los adultos por su efecto favorable a la síntesis de las proteínas.

Aumenta el calibre de los vasos sanguíneos.

Ayuda a bajar de peso en los pacientes cuyas grasas corporales se movilicen poco como energía, especialmente si la unimos a la Carnitina.

Mejora la respuesta del sistema inmunitario, especialmente de los linfocitos de la serie T3 e impide la proliferación de células malignas aún no metastásicas. También impide la acumulación excesiva de amoníaco cerebral por lo que ayuda a eliminar rápidamente el alcohol etílico en las borracheras.

Favorece la acción de otros aminoácidos, especialmente los ramificados de cadena larga y aquellos cuya acción es decisiva en el cerebro.

Junto a la vitamina E ayuda a la producción del líquido seminal, favoreciendo la proliferación y madurez de los espermatozoos.

Protege al hígado de la acción de los tóxicos e impide su degeneración grasa.

Mejora la cicatrización de las heridas y restablece la piel normal en las quemaduras.

Tiene un importante efecto rejuvenecedor masculino por sus efectos sobre la esfera genital, la próstata, la calidad de la pared arterial y el metabolismo del calcio.

Colabora en el aprovechamiento del manganeso corporal, el cual es uno de los oligoelementos más importantes.

Controla los niveles de colesterol.

Tiene algún efecto positivo en la memoria del anciano, especialmente unido a la Glutamina.

Mantiene los tendones con buena elasticidad.

En el deporte:

La ornitina y arginina, unidas a un programa de entrenamiento de fuerza, pueden **incrementar la masa magra muscular y la secreción de hormonas del crecimiento**. Este efecto es más notorio en personas de avanzada edad y especialmente en jóvenes con deficiencia hormonal.

La producción de ion amonio se considera una de los factores determinantes de la fatiga, y la administración de arginina tendría efectos positivos sobre el rendimiento al reducir dicha producción.

Otras aplicaciones:

Estrés, cansancio extremo, envejecimiento prematuro y **desgaste físico en los deportistas**.

Golpes o traumatismos en personas mayores.

Consumo de alcohol continuado, junto a vida sedentaria y exceso de colesterol en sangre.

Deportistas que utilizan anabolizantes hormonales.

Obesidad y vida sedentaria con exceso de grasas animales en la dieta.

Coma insulínico.

Fibrosis cística.

Trastornos o intoxicaciones por urea.

Disfunción eréctil y anorgasmia femenina.

Otros datos de interés:

Es un aminoácido indispensable cuya producción en situaciones de estrés es insuficiente, encontrándose niveles disminuidos en casos de lesiones y heridas.

A nivel fisiológico la arginina tiene de forma resumida las siguientes funciones:

Es necesario para el catabolismo de la urea.

Estimula la liberación de hormonas anabólicas y factores de crecimiento, posiblemente porque colabora con la hormona somatotropa. También se ha demostrado su efecto en la secreción de hormonas prolactina, vasopresina, insulina, glucagón, somatostatina, y aldosterona.

Interviene en el proceso de cicatrización y ejerce una actividad reguladora del mismo. Es un proceso muy complejo en el que interviene el oxido nítrico.

Sirve como sustrato en la síntesis de poliaminas a partir de la ornitina.

La arginina proporciona el grupo amidino para la síntesis de la creatina, interviniendo de manera fundamental en la reserva de fosfatos de alta energía y en la regeneración del ATP muscular.

Efectos inmunomodeladores:

Incrementa la acción fagocitaria (neutralizadora) de los polimorfonucleares.

Disminuye la adhesión leucocitaria.

La actividad bactericida de los macrófagos activados depende de la arginina.

Estimula la diferenciación y proliferación de los linfocitos T, mediante la producción de óxido nítrico.

Es el único sustrato para la síntesis del óxido nítrico, de gran importancia en los enfermos críticos.

Otros efectos:

Aumento del peso del timo (glándula endocrina que posiblemente se atrofie en la madurez) con incremento del número de linfocitos totales, así como de la respuesta blastogénica (crecimiento celular).

La inmunidad celular se encuentra incrementada en sujetos que recibían suplementos de arginina.

En personas con infecciones, se produce con la administración de arginina, un aumento de la síntesis de proteínas de fase aguda, y una mejoría de la supervivencia.

En quemaduras hay una disminución de la mortalidad cuando la arginina constituye el 4% del aporte energético.

Hay una recuperación morfológica de la mucosa gástrica, con mayor eficacia de la flora bacteriana, y con un incremento de la proliferación celular, en personas aquejadas de gastroenteritis y lesiones.

Hay una cicatrización acelerada y aumento del colágeno de las heridas.

Hay una reducción significativa de las complicaciones infecciosas.

ASPARTATO (Ácido aspártico)

Es un aminoácido no esencial que participa en la conversión del amonio en urea, y por lo tanto se ha propuesto que su administración puede retrasar la fatiga al facilitar el aclaramiento de amoniaco. Sales como el aspartato magnésico y potásico se han utilizado en la clínica para la fatiga crónica.

El ácido aspártico, cuyo nombre viene del espárrago, es capaz de sintetizar ácido glutámico a partir de la glucosa. En la naturaleza lo encontramos como elemento que interviene en el transporte del nitrógeno, mientras que en el cuerpo humano cumple una importante función en el mantenimiento de las funciones cerebrales, en parte por su acción decisiva sobre el metabolismo del ácido glutámico.

Utilizado desde hace tiempo como energético en multitud de fórmulas, unido a sales minerales como el sodio y el potasio, se comporta como un nutriente que es capaz de aprovechar productos catabólicos para incorporarlos de nuevo a la cadena energética.

Funciones orgánicas:

Al igual que el ácido glutámico, interviene en la eliminación del amoníaco cerebral.

Mejora el aprovechamiento del glucógeno hepático.

Potencia el intercambio celular de los minerales sodio y potasio.

Evita la excesiva excreción del potasio renal.

Participa en la metabolización de otros minerales como el calcio, el zinc y el magnesio.

Mantiene las contracciones cardiacas, evitando las arritmias.

Regula el nivel de las transaminasas hepáticas.

Es energético cerebral y muscular.

Regula la producción de urea.

Actúa en unión a las vitaminas B-1 y B-2 en el buen mantenimiento del sistema nervioso.

Regenerador de tejidos en especial del sistema nervioso en la enfermedad de Parkinson y Alzheimer.

Normaliza los procesos de aprendizaje.

Participa en el ciclo de Krebs en la producción de energía a partir de las grasas.

Aumenta la resistencia a la fatiga.

ÁCIDO GLUTÁMICO

Considerado un elemento esencial en el desarrollo intelectual y memorístico, el ácido glutámico está presente en la mayoría de los preparados farmacéuticos y dietéticos orientados a este fin.

Su forma activa, la L-Glutamina, es capaz de atravesar la barrera hemato encefálica e incorporarse inmediatamente a las funciones que le son propias. El ácido D-glutámico, muy parecido químicamente, no tiene actividad ni como elemento de construcción de las proteínas ni como potenciador del sabor.

En el deporte es empleado para reducir la producción de acido láctico (lo cual suele causar calambres y agujetas). Aunque la dieta suele contener cantidad suficiente de acido glutámico, la práctica del deporte aumenta sus necesidades.

Funciones orgánicas:

Se puede considerar como un componente esencial de todas las funciones cerebrales, ya sea directamente o como precursor de neurotransmisores como el ácido gamma amino butírico.

Es importante en la regulación del azúcar y de la tolerancia a la glucosa, participando en el metabolismo de los hidratos de carbono y controlando las necesidades orgánicas de consumir azúcar.

Es un desintoxicante cerebral y regula la producción de amoniaco, especialmente cuando hay consumo excesivo de alcohol o drogas.

En unión al ácido cítrico interviene en la **producción de energía muscular**.

Participa en todas las funciones cerebrales ligadas a la inteligencia, la capacidad de concentración y la memoria, en unión a los fosfolípidos.

Mejora la digestión de las proteínas al aumentar la cantidad de ácidos gástricos.

Evita la demencia senil.

Facilita la acción del ácido fólico y trabaja en sinergia con la vitamina B-6 y ácido pangámico (B 15).

Participa en la transformación del amoniaco en urea.

Regula el equilibrio ácido/base en el riñón y la producción de urea.

Precursor de ácidos nucleicos

Es antioxidante y ayuda a la formación del glutatión.

Precursor del GABA (neurotransmisor)

Aplicaciones no carenciales:

Mejorar las facultades intelectuales en niños o en personas sometidas a duros esfuerzos memorísticos. Su forma activa, la L-Glutamina, se puede emplear incluso dos horas antes del estudio.

Prevención de las lagunas mentales y demencias propias de la vejez.

Potenciar los efectos de los antidepresivos, aunque no se debe emplear en casos de angustia o ansiedad ya que puede producir nerviosismo.

Acúfenos

Eliminar la fatiga física e intelectual.

Aumentar los reflejos en exámenes de tipo físico, como conducir vehículos o pruebas deportivas de concentración.

Curar los efectos tóxicos de las borracheras en unión a la vitamina B-6.

Como preventivo en las náuseas y vómitos del embarazo y para ayudar al buen desarrollo intelectual del feto.

Mala digestión de las proteínas por carencia de ácidos gástricos.

Hiperplasia benigna de próstata

Somnolencia después de las comidas.

Sensibilidad extrema a las bebidas alcohólicas, incluidas las de baja graduación.

Deliriums tremens y alucinaciones.

Drogadicción en general.

Para quitarse el hábito de beber café o té.

Trastornos del lenguaje en los niños como timidez, tartamudeo, autismo o pesadillas.

L-GLUTAMINA

Aunque la Glutamina no es un aminoácido esencial (se obtiene a partir del ácido glutámico), pues puede ser sintetizado por el organismo, en casos de quemaduras o trabajo físico intenso, en los cuales se reducen sus niveles plasmáticos, se produce un gran aumento de sus necesidades.

Al tratarse de un componente esencial para facilitar el transporte del nitrógeno por el organismo, fundamentalmente entre el músculo (principal lugar de síntesis), el pulmón y el riñón, su función es quizá más importante que otros aminoácidos.

La glutamina se diferencia de otros aminoácidos en que tiene dos grupos amino: un grupo primario alfa-amino y un grupo amida adicional. Debido a la polaridad del grupo terminal amida, la glutamina es rápidamente hidrolizada produciendo glutamato y amonio, constituyendo una reacción clave en el intercambio de nitrógeno en el organismo. En las situaciones de estrés y en las infecciones hay una captación tisular incrementada de glutamina, fundamentalmente por parte del hígado, linfocitos y macrófagos.

La concentración de la glutamina en el interior de la mucosa de la célula intestinal es baja comparada con la de las células musculares y hepáticas, pero en estados catabólicos la captación de glutamina por el intestino aumenta, así como su liberación, por parte de la musculatura esquelética. Proporcionar glutamina como complemento nutricional puede acelerar la curación del daño intestinal secundario a la quimio y radioterapia, reduciendo la mortalidad.

Los estudios han demostrado que la L-glutamina usada en nutrición produce:

Reducción en el número de infecciones.

Mejoramiento del balance nitrogenado y estímulo de la síntesis proteica necesaria para la formación del músculo.

Mejoría de la respuesta inmunitaria.

Aumento de los niveles de insulina y producción de arginina.

Previene el deterioro muscular. Útil en casos de flacidez muscular.

Aumenta los niveles de ATP (Adenosin Trifosfato).

Aumenta los niveles de la hormona de crecimiento.

Reduce los niveles de estrés muscular causados por el ejercicio intenso.

Reduce el nivel de enfermedades comunes en los deportistas.

Neutraliza el efecto destructivo causado por los corticoides sobre el tejido muscular durante los periodos de entrenamiento intenso.

Es la base de la síntesis del ADN.

Ayuda a formar los enterocitos.

Contribuye al buen funcionamiento del intestino reduciendo la hipermeabilidad.

Normaliza la flora intestinal

Todos estos beneficios pueden ser debidos probablemente a que la glutamina incrementa la formación de glutatión, estimula la utilización de las proteínas, actúa como precursor de la arginina y tiene un impacto positivo en la concentración celular de ATP.

Se recomienda efectuar una mezcla con ácidos grasos poliinsaturados omega 3, glutamina, ácido glutámico, cisteína, aminoácidos de cadena ramificada, Beta carotenos, vitamina C y fibra, en caso de infecciones intestinales severas.

TAURINA

La taurina se encuentra principalmente en las áreas de alta actividad eléctrica, tales como el ojo, el cerebro y el corazón. La función más importante es estabilizar las membranas de las células nerviosas. Si la membrana de la célula está eléctricamente inestable, la célula nerviosa puede activarse con demasiada rapidez y erráticamente, lo cual puede causar algunas formas de epilepsia. Otra teoría de la epilepsia sostiene que es causada por cantidades anormales de ácido glutámico en el cerebro. De acuerdo con esta teoría, la taurina trabajaría normalizando los niveles de ácido glutámico.

Algunos estudios han demostrado que la falta de taurina durante las 2 primeras semanas de vida afecta permanentemente el nivel de algunos aminoácidos en el cerebro. El nivel aumentado de ácido glutámico puede hacer a un organismo más propenso a las crisis convulsivas durante ciertas situaciones de estrés, tales como una fiebre alta, estimulación excesiva, trauma, cambios dietéticos o cualquiera de estas circunstancias en combinación con factores genéticos o daño cerebral. Sin embargo, existe controversia a este respecto, puesto que hay trabajos que han encontrado que la taurina no produce beneficio ninguno en algunos casos de epilepsia. Se requiere de investigación adicional para determinar cuáles de los muchos tipos de epilepsia que existen, pueden responder a la taurina y cuáles son las dosis óptimas.

También se han hecho estudios en relación con el uso de la taurina en el síndrome de abstinencia del alcohol con resultados muy positivos en lo tocante al desarrollo de algunos de los síntomas más graves de este tipo de trastorno, tales como el delirio y las alucinaciones. La taurina también disminuye las molestias en el síndrome de abstinencia por adicción a la morfina.

Funciones orgánicas:

Aunque es sintetizado a partir de la metionina y la cistina, se puede encontrar en cantidades muy altas en la carne de buey y toro, así como en la leche materna o bovina.

En relación a las enfermedades cardíacas, podemos decir que la taurina comprende más de 50% de los aminoácidos libres en el corazón, mejorando la fuerza del músculo del corazón, previniendo el desarrollo de cardiomiopatías.

En las enfermedades oculares, se sabe que existen altas concentraciones de taurina en la retina del ojo, donde parece que funciona como un *buffer celular* protegiendo a las células retinales de los efectos dañinos de la luz ultravioleta y las sustancias tóxicas.

Este aminoácido resulta eficaz también en el tratamiento de la diabetes y en los cálculos biliares, donde es un componente normal de la bilis (no hay que olvidar que la glicina y la metionina son los otros aminoácidos esenciales para el funcionamiento adecuado de la vesícula biliar).

Sabemos que se enlaza a ciertas sales biliares, y por ello mejora su habilidad para digerir la grasa. Los estudios animales han demostrado que la complementación con taurina puede inhibir la formación de cálculos biliares, aunque aún no ha sido probado en humanos.

Otro ejemplo de la importancia de la taurina lo encontramos en la fibrosis quística, una enfermedad que frecuentemente conduce a una deficiencia de ácidos grasos esenciales y otros nutrientes solubles en grasa. Estas deficiencias pueden a veces ser corregidas mediante la administración de enzimas pancreáticas. Sin embargo, algunos pacientes con fibrosis quística también tienen una anormalidad de la función biliar que resulta en una mala absorción de las grasas. Esta anormalidad parece ser debida en parte a una deficiencia de taurina, la cual juega un papel clave en la acción digestiva de la bilis.

Otra enfermedad en la que puede emplearse la taurina como terapia nutricional es en la epilepsia, donde se ha demostrado que disminuye la frecuencia de las crisis convulsivas de la epilepsia en algunos animales. La taurina ha demostrado también una actividad antiepiléptica definitiva potente y de larga duración en un grupo de epilépticos que no respondieron a los medicamentos convencionales. Este efecto antiepiléptico se logró con dosis entre 200 y 1500 mg. al día.

En lo referente a su toxicidad, la taurina es generalmente bien tolerada. No se conocen serios efectos colaterales a las dosis terapéuticas usuales de 1-3 gramos al día. Los médicos expertos en nutrición generalmente prescriben de 500 a 1000 mg, 2 a 3 veces al día, en adultos.

Acciones en el deporte:

Al igual que la glutamina es un importante agente anticatabólico, oponiéndose al deterioro muscular y favoreciendo el uso de la glucosa muscular, tal y como hace la insulina.

Ayuda al **crecimiento de las fibras musculares** cuando se une a un entrenamiento de alta intensidad.

Es fundamental para asegurar un rendimiento muscular óptimo.

Mejora la fuerza del músculo cardiaco, previniendo el desarrollo de cardiomiopatía y disminuyendo la presión arterial.

Otros efectos:

Es un factor importante en la formación de hormonas femeninas, en especial los estrógenos.

En la niñez parece ser muy importante en el desarrollo intelectual, la potencia muscular y el correcto funcionamiento de los músculos oculares. Estas funciones se cree que no son tan importantes en la edad adulta, quizá porque entonces el organismo ya puede metabolizar cantidades suficientemente altas de taurina como para cubrir las necesidades.

Estabiliza la excitabilidad nerviosa en la infancia e impide su alteración o degeneración.

Mantiene el líquido encéfalo raquídeo en suficiente cantidad y buen estado.

Se comporta como un neurotransmisor modulador.

Disuelve las grasas corporales y ayuda a la formación de la bilis.

Controla los niveles de colesterol a través de su acción sobre la vesícula biliar.

Regula la agregabilidad plaquetaria, mejorando la circulación sanguínea en las arterias de pequeño calibre.

Ayuda al buen metabolismo del calcio.

Mejora las funciones endocrinas en general y tiene un positivo efecto antienvejecimiento.

Interviene en el intercambio iónico sodio y potasio.

Es un factor de tolerancia hacia la glucosa.

Mejora el cociente intelectual en los niños.

Estimula la producción de linfocitos y fagocitos.

Evita la degeneración cerebral en la vejez.

L- LEUCINA, L-ISOLEUCINA, L-VALINA (Aminoácidos ramificados -BCAA-)

Los BCAA (Branched Chain Amino Acid) son aminoácidos de altísimo valor para los deportistas y a medida en que avanzan las investigaciones se descubren más beneficios relacionados con su aporte suplementario, tanto en el atleta de resistencia como en el de sobrecarga. Las siglas BCAA hacen alusión a tres aminoácidos de cadena ramificada: la leucina, isoleucina y valina, tres de los aminoácidos esenciales que debemos consumirlos a través de la dieta ya que nuestro cuerpo no los produce por si solos. El sobrenombre de ramificados es debido a la disposición de sus cadenas.

Funciones de los aminoácidos ramificados:

Regulan la síntesis de las proteínas musculares y la degradación de las mismas.

Actúan como fuente de energía para la contracción muscular.

Reducen la fatiga actuando sobre el sistema nervioso central.

Estimulan también la producción de insulina, ayudando de esta manera a transportar glucosa y aminoácidos al interior de la célula y cumpliendo así una importante acción anabólica.

El metabolismo inicial de los aminoácidos de cadena ramificada -valina, leucina e isoleucina-, se efectúa especialmente en el músculo esquelético, más que en el hígado; siendo esto de gran importancia para el resto de los tejidos y órganos del cuerpo.

Uno o más de estos aminoácidos puede ejercer un efecto regulador sobre la degradación y síntesis proteica en el músculo esquelético, siendo transportados a través de la barrera hematoencefálica por la misma vía que los aminoácidos aromáticos, pudiéndose producir una competencia entre ellos, lo que podría influir sobre la síntesis de algunos neurotransmisores, disminuyendo la concentración de los mismos.

En presencia de infección se produce un aumento de la concentración de los aminoácidos aromáticos, (especialmente fenilalanina y tirosina,) quizá debido a cierta disfunción hepática producida por el proceso séptico. También se produce un aumento en los aminoácidos que contienen sulfuro (taurina, metionina y cistina), y algo menos de los aminoácidos alanina, ácido aspártico, glutámico y prolina. No se sabe ciertamente si este aumento de aminoácidos es una respuesta para combatir la infección o algo a evitar, dejando sin aclarar si un aumento complementario sería beneficioso o perjudicial.

Las últimas experiencias sugieren que la utilización de soluciones enriquecidas con estos aminoácidos aportar los siguientes beneficios:

Aumentan la producción de glucógeno.

Estimulan la síntesis proteica, especialmente la leucina.

Reducen la degradación de las proteínas.

Mejoran el proceso infeccioso.

Hay un rápido incremento en los niveles de fibrina (interviene en la coagulación), transferrina (proteína que capta el hierro de la dieta) y plaquetas.

Otros efectos:

Los aminoácidos de cadena ramificada son utilizados por los deportistas para potenciar la capacidad anabólica del organismo, por lo que constituyen un soporte fundamental en quienes entrenan intensamente. También adquieren mayor importancia en atletas que están perdiendo peso mediante dietas bajas en calorías, ya que permiten preservar la masa muscular a medida que se pierde grasa.

Otras investigaciones parecen demostrar que retardan la fatiga a nivel central, normalmente asociada con altos niveles de triptófano en el cerebro, mejorando finalmente el rendimiento del deportista.

En los deportes aeróbicos de larga duración como el ciclismo, maratón y triatlón, los BCAA disponibles son usados por el músculo para la formación de energía, diferenciándose del resto en que se metabolizan en el hígado, razón por la cual se consideran una fuente de energía directa para los músculos. Después de actividades prolongadas, estos aminoácidos deben ser recuperados para que no se vea afectado el rendimiento del deportista en los siguientes entrenamientos.

Entre los aminoácidos esenciales, los ramificados suponen alrededor del 40% de los requerimientos diarios en el hombre, pues participan en el metabolismo de muchos órganos y tejidos aportando nitrógeno. Durante el ejercicio constituyen el tercer sustrato energético de la contracción muscular, estando el primero constituido por los carbohidratos (especialmente el glucógeno), el segundo serían las grasas y el tercero los tres aminoácidos ramificados: leucina, isoleucina y valina.

Es importante resaltar que el organismo utiliza las proteínas para producir energía cuando las reservas de glucógeno disminuyen pero, con independencia del estado de los depósitos de glucógeno, el metabolismo de los BCAAs está aumentado durante el ejercicio prolongado. Su carencia tras un esfuerzo prolongado o cuando se trabaja con intensidad sobre un músculo o grupo muscular, se traduce en un aumento del tiempo de recuperación y, por lo tanto, en un descenso del rendimiento del deportista ante la próxima competición o entrenamiento. Ello nos lleva a considerar que su aportación suplementaria evitará lesiones y acortará el tiempo de recuperación muscular después de un esfuerzo intenso o prolongado, estando también indicados para aquellos atletas con tiempos de recuperación largos o para deportistas que, durante la fase de entrenamiento o competición, pierdan masa muscular.

Los aportes diarios recomendados no deben superar los 20 gramos por día.

Minerales y oligoelementos

MAGNESIO

Es el cuarto catión más abundante en el organismo, siendo su contenido corporal de 2.000 mEq en un varón de 70 kilos, encontrándose casi la mitad en el hueso, no siendo fácilmente intercambiable con el que se encuentra en el líquido encefalorraquídeo que contiene apenas un 1% del total. El 30% del magnesio orgánico se encuentra ligado a proteínas, dependiendo esta unión del pH. El resto se encuentra distribuido intracelularmente.

La concentración idónea del magnesio corporal se mantiene gracias a la ingesta alimentaria y al control renal e intestinal que se realiza, en parte controlado por la hormona PTH (paratiroides), la cual también regula la cantidad de calcio. En caso de poca ingesta la eliminación fecal e intestinal prácticamente es nula, aunque esta facultad de regularlo se altera si la dieta es muy alta en fósforo y calcio.

En la naturaleza se encuentra normalmente como carbonato de magnesio, siendo uno de los minerales más abundantes de la corteza terrestre ya sea como la forma anteriormente dicha o como magnesita, dolomita, carnalita o epsomita.

Funciones corporales:

Activa una gran variedad de enzimas, entre ellas la fosfatasa alcalina y el trifosfato de adenosina.

Estabiliza la estructura macromolecular del ADN y del ARN.

Es necesario para la actividad del pirofosfato de tiamina, la forma activa de la vitamina B-1.

Interviene en el metabolismo del calcio y el fósforo.

Es cofactor en el metabolismo de la vitamina B-2.

Favorece el crecimiento estatural de los niños.

Tiene funciones similares al calcio, aunque son antagonistas si se encuentran en cantidades excesivas.

Evita la formación de cálculos de oxalato cálcico en los riñones.

Regula la temperatura corporal.

Es cofactor en la producción de diversas hormonas.

Su presencia es esencial en la transmisión de los impulsos nerviosos.

Facilita la relajación muscular.

Mantiene los huesos, articulaciones, cartílagos y dientes en buen estado.

Regula el azúcar y el colesterol presentes en la sangre.

Mantiene las contracciones cardiacas y regula su excitabilidad.

Síntomas de deficiencia

Los síntomas no suelen ser aislados y se encuentran asociados a otras carencias nutritivas. Los síntomas centrados en el sistema nervioso se parecen a los que se dan cuando hay intoxicación por *curare* y consisten en irritabilidad muscular y nerviosa. También se dan anorexia, náuseas, vómitos, letargo, debilidad, alteraciones de la personalidad, temblores y signos neurológicos similares a la hipocalcemia e hipokalemia (potasio).

El electromiograma registra alteraciones miopáticas (musculares) y si se trata de niños puede haber convulsiones muy generalizadas.

Lo podemos emplear para:

Neuralgias.

Espasmos nerviosos.

Cefaleas.

Calambres estomacales.

Contracturas musculares.

Dismenorreas.

Arteriosclerosis.

Trombosis.

Dispepsias y aerofagia.

Litiasis biliar.

Adenoma de próstata.

Cistitis de repetición.

Frigidez sexual.

Gota.

Fragilidad del cabello.

Dientes frágiles.

Otitis infecciosa.

Piorrea alveolar.

Catarros, asma, enfisema.

Opacidad del cristalino.

Preventivo del cáncer.

Psoriasis y vitíligo.

En resumen:

En la preeclampsia, el alcoholismo, la depresión, el estrés, el nerviosismo, en los trastornos del ritmo cardíaco, en los trastornos prostáticos, en las enfermedades autoinmunes y en el cáncer. Algunos casos de angina de pecho se han beneficiado con el uso prolongado. También es de utilidad, aunque no existan carencias manifiestas, en el exceso de colesterol, depresión, cálculos renales, hiperplasia prostática, acidez estomacal, colitis, sobrepeso, mala nutrición proteica, protección contra enfermedades cardíacas (arritmias y preventivo luego de un infarto). Artritis, artrosis y osteoporosis, síndrome de fatiga crónica, enfermedades autoinmunes y cáncer. PMS (síndrome premenstrual), todo tipo de cólicos, parodontitis compleja, enfisema, afecciones hepatobiliares, hipertensión, astenia, neuritis, retrasos del crecimiento. Distonías neuro-vegetativas, colitis crónica, dermatosis. Actúa en la irritabilidad, cansancio, calambres, palpitaciones, preserva la tonicidad de la piel, disminuye el deseo de azúcar y evita la deshidratación.

POTASIO

Es un elemento intracelular, ya que solamente el 2% del total está fuera de la célula. La mayor parte se concentra en las células musculares, siendo su cantidad total proporcional al peso de la masa muscular. Es el elemento más importante dentro de las células, estando en relación directa con el sodio, ya que cuando utilizamos un músculo o un nervio cambia la presión de las paredes celulares y el potasio es empujado al exterior mientras que el sodio entra. Luego se restablece las proporciones anteriores hasta una nueva actividad.

La cantidad de potasio en sangre está regulado por el pH y aumenta en casos de acidosis aguda y disminuye con la alcalosis, mientras que la cantidad total está regulada por la eliminación renal. La sangre no puede almacenar sensiblemente un aumento procedente de la ingesta de potasio y el exceso entra en el compartimiento celular, estando controlado por la secreción de insulina, la actividad del sistema nervioso simpático y la producción de aldosterona, una hormona segregada por las glándulas suprarrenales. Si continúa la ingesta exagerada se produce un aumento de aldosterona y con ello la eliminación renal del potasio, el cual incluso puede comenzar a excretarse por heces.

Una cantidad muy importante del potasio eliminado por riñón es reabsorbida en el túbulo proximal, mientras que el restante sale al exterior por el túbulo distal, ambas acciones influenciadas por la cantidad de sodio que exista en ese momento. Un aumento en los niveles de eliminación del sodio provocará igualmente una mayor eliminación de potasio.

Funciones orgánicas:

En unión al sodio, participa en la transmisión de los impulsos nerviosos, en la normalización de la presión arterial, en el equilibrio ácido base de la sangre, en las funciones de todo el sistema muscular incluido el cardíaco y en el metabolismo celular.

Mantiene con el sodio la hidratación adecuada en la piel.

Participa en la producción de la energía a través de la síntesis de las proteínas y estimulando el paso de glucosa a glucógeno.

Mantiene el peristaltismo intestinal activo.

Colabora con el calcio en la contracción muscular y con el magnesio en la relajación.

Mantiene la llegada de oxígeno al cerebro

Síntomas carenciales:

Debilidad mental, especialmente grave en ancianos, en donde hay desorientación y confusión.

Parálisis muscular.

Insuficiencia respiratoria por hipoventilación.

Parálisis intestinal con bloqueo de los movimientos peristálticos.

Hipotensión y taquicardia.

Espasmos musculares.

Tetania.

Nefropatía y poliuria.

Alteración del ECG y trastornos cardiacos serios en personas que toman digital.

Contracciones ventriculares y auriculares.

Pérdida de los reflejos.

Estreñimiento.

Abdomen hinchado.

Piel seca.

Sed intensa.

Somnolencia e irritabilidad.

Incontinencia urinaria.

Dolores de cabeza, huesos y articulares.

Las carencias demostradas requieren administrar suplementos de potasio durante varios días, evitando los preparados con cubierta entérica que producen ulceración en el intestino delgado, siendo preferibles aquellos que contienen un sustrato de cera. De todas maneras, la toma regular de alimentos ricos en potasio (aguacate, plátano, carnes, leche, berenjenas, pomelo, naranja, atún, brócoli, manzana, tomate y zanahoria) sigue siendo la manera más segura e innocua de tratar las carencias.

Aplicaciones:

Resulta útil en los trastornos cardiovasculares, en especial durante el uso de diuréticos, alcoholismo, alergias, cólicos en los niños, trastornos del ritmo cardíaco, post-infarto, insomnio, tratamientos del cáncer, y en todas la terapias con metales para permitir la entrada de los oligoelementos a la célula, en el reumatismo crónico y los dolores reumáticos en general.

Aplicaciones no carenciales:

La toma de suplementos de potasio puede estar justificada en los casos siguientes, aunque nunca se deberán utilizar preparados farmacéuticos sino solamente levadura de cerveza enriquecida en potasio o alimentos ricos en este mineral, dejando los preparados de farmacia para ser recetados por los médicos.

Retención de líquidos, celulitis y edemas.

Administración de diuréticos, químicos o a base de hierbas.

Ingestión habitual de bebidas alcohólicas.

Dietas pobres en hidratos de carbono.

Fiebre y sudores intensos.

Estreñimiento.

Gastroenteritis, colitis, diarreas.

Hipertensión, taquicardias.

Poca resistencia muscular, falta de energía.

Incapacidad para mantener contraídos los músculos.

Parásitos intestinales.

Jaquecas y dolores musculares.

SODIO

El contenido total de sodio está regulado por un equilibrio entre la ingesta y la eliminación renal, aunque ésta puede adaptarse a la ingesta y no producirse alteraciones orgánicas dentro de unos límites razonables. Esta eliminación está controlada por el índice de filtración de los glomérulos y la carga de sodio filtrada, así como por la secreción de las hormonas suprarrenales (aldosterona, entre ellas), existiendo también una reabsorción renal a través de los túbulos proximales en caso necesario. Pero aunque es posible eliminar grandes cantidades de agua y poco sodio, las alteraciones de la salud son mucho más notorias cuando se elimina sodio.

Causas de carencia de agua y sodio combinadas

Aunque los antecedentes del enfermo son la mejor pauta para averiguar la posible carencia de líquidos (estado comatoso, desorientación, vómitos o diarreas), un dato a tener muy en cuenta para valorar la gravedad es la pérdida del peso en un período muy corto de tiempo, incluso horas. Los síntomas físicos, tan utilizados en caso de duda, como la disminución de la turgencia de la piel, la tensión intraocular y la lengua seca, son poco fiables en ancianos y personas que respiran por la boca. Son datos más fiables la hipotensión postural, la taquicardia, la desorientación o el shock.

Estas son algunas de las causas de pérdidas:

Vómitos, diarreas o aspiración gástrica.

Sudoración excesiva.

Insuficiencia suprarrenal crónica, enfermedad de Addison.

Insuficiencia renal aguda o crónica, nefritis, pielonefritis o mieloma.

Tratamiento con diuréticos.

Diabetes complicada.

Funciones corporales del sodio:

Contribuye al proceso digestivo manteniendo una presión osmótica adecuada. Fomenta la producción del ácido clorhídrico.

En colaboración con el potasio regula los líquidos de las células.

Impide la salida excesiva de los líquidos corporales, manteniendo la excreción renal en unos niveles óptimos.

Con su presencia en el interior de la célula colabora en la transmisión del impulso nervioso.

Es uno de los factores que intervienen en la regulación del equilibrio ácido base orgánico.

Mantiene la presión arterial con la debida tensión y sin oscilaciones.

Favorece la producción de energía al actuar en la síntesis del ATP.

Ayuda al mantenimiento y función de las demás sales minerales.

Alteraciones carenciales:

La carencia de sodio no suele deberse a un déficit en su aporte alimentario, ya que la mayoría de los alimentos suelen contener sodio en suficiente cantidad como para cubrir las necesidades diarias. Las anomalías suelen darse a causa de alteraciones renales, en las cuales el riñón retiene sal y agua. Cuando hay un déficit de sodio en las células un aporte exclusivo de agua, sin que esté enriquecido con sodio, puede causar una hiponatremia (poco sodio) por dilución. Estos casos son frecuentes cuando se administran opiáceos, en las neoplasias o infecciones pulmonares, en la meningitis y encefalitis, así como en los traumatismos.

Otras causas habituales son la insuficiencia suprarrenal o hipofisaria, la insuficiencia cardiaca, la cirrosis hepática y la toxemia del embarazo.

Entre las causas no asociadas a enfermedades tenemos el empleo de diuréticos para adelgazar, la sauna y el ejercicio intenso en época de calor. En estos casos no basta con tomar mucha agua, puede ser muy perjudicial, y se hace necesario ingerir líquidos enriquecidos en sodio.

A nivel sintomático, la carencia puede ocasionar los siguientes trastornos:

Hipotensión, fatiga intensa y colapso venoso.

Apatía mental con estupor.

Convulsiones y calambres intensos en las pantorrillas.

Piel enrojecida, sensación de calor intenso y sequedad de la boca.

Taquicardia y posteriormente colapso circulatorio.

Plenitud gástrica con gases e imposibilidad en digerir los alimentos vegetales y la carne.

Hay ojos hundidos y piel que no se recupera al pellizcarla.

Exceso de sodio:

El exceso hay que entenderlo como una deficiencia de agua en relación a la cantidad de sodio, ya que mientras el aporte y la eliminación de líquidos sean correctos para la persona, no es probable que pueda existir exceso de sodio. La hipernatremia (exceso de sodio) se produce cuando las pérdidas de agua exceden a las de sodio, sin que estas pérdidas sean cubiertas. Aunque el mecanismo de la sed suele ser el mejor controlador, no todas las personas disponen de un mecanismo correcto y hay casos como los ancianos y los niños en los cuales puede existir una aguda deshidratación sin que haya sed. Este caso es muy normal en personas enfermas, mucho más si están inconscientes o debilitadas.

Aunque hay casos en los cuales la persona ingiere sodio o alimentos muy salados en clara desproporción con la ingesta de agua, suelen ser casos aislados. Por causas orgánicas podemos encontrar excesos de sodio en la diabetes insípida (tipo II), la deficiencia hipofisaria de la hormona ADH (antidiurética), el exceso de azúcar en sangre, la diuresis forzada por medicamentos, en la insuficiencia renal crónica, así como en la hipercalcemia y la carencia de potasio. Otra causa, además de la poca ingestión de agua o personas que la sustituyen por bebidas alcohólicas o pobres en sodio, es la sudoración excesiva que provoca pérdida de agua y retención de sodio.

Referente a la hipertensión hay que aclarar que el exceso de sodio no provoca hipertensión arterial en una persona sana. Tiene que existir previamente una anomalía en las paredes vasculares o en el riñón y una ingesta pobre de agua, para que la sal pueda producir hipertensión. Además, últimos estudios reconocen que muchos hipertensos no son sensibles a la sal en su dieta y, por tanto, no deberían suprimirla. La sal marina sin refinar es un elemento imprescindible en la cocina, no solamente para dar sabor a los alimentos sino para que se puedan digerir.

Cuándo es aconsejable tomar suplementos o bebidas ricas en sodio:

En épocas de gran calor.

Cuando se realice ejercicio físico.

Los que trabajan en ambientes calurosos como los panaderos.

Los que beben habitualmente bebidas alcohólicas.

Cuando hay fiebre.

Siempre que exista una diarrea, incluso leve.

Cuando hay vómitos. En estos casos hay que dar suero fisiológico o una mezcla equivalente de bebidas isotónicas en dosis de una cucharada cada cinco minutos.

Siempre que existan calambres nocturnos.

En el agotamiento y la hipotensión.

MALTODEXTRINA

Las dextrinas son un grupo de oligosacáridos de poco peso molecular producidas por la hidrólisis del almidón. Tienen la misma fórmula general que los polisacáridos pero son de una longitud de cadena más corta, solubles en agua, sólidas, de color blanco hasta levemente amarillo, ópticamente activas.

La Maltodextrina es un derivado del almidón, generalmente proveniente del maíz, el trigo o la patata. El almidón es una molécula gigante construida por largas cadenas de las que la glucosa es la menor parte. Esto significa que una vez degradado totalmente el almidón uno se queda con una solución de glucosa (llamada dextrosa en su forma granulada). Está compuesta por 1% de dextrosa, 3% de maltosa y 96% de triosas y polisacáridos. Esta combinación de carbohidratos provee **energía de larga duración** porque el propio organismo va degradándola en moléculas de glucosa que son absorbidas rápidamente. De esta forma liberan energía en forma gradual y progresiva y generan energía de larga duración, de absorción rápida y progresiva. De fácil digestión, permite una rápida recuperación de la energía después del entrenamiento.

La maltodextrina es el carbohidrato de elección en los alimentos energéticos con bajo aporte de calorías, por su gran solubilidad y rápida absorción. La mayoría de productos de creatina contienen dextrosa o maltodextrina para estimular la producción de insulina, que es la responsable de llevar la creatina a los músculos.

Se utiliza:

Antes del ejercicio, para asegurar suficiente reserva energética (muscular y hepática) al organismo. En este periodo es conveniente la ingesta de carbohidratos de bajo índice glucémico (ej: legumbres).

Durante el ejercicio, para retrasar la fatiga manteniendo la concentración de glucosa en sangre. En este periodo es conveniente la ingesta de carbohidratos de alto índice glucémico (ej: glucosa, sacarosa, etc). Los geles energéticos y las bebidas deportivas suelen contener maltodextrina.

Después del ejercicio: **Para reponer los depósitos (muscular y hepático) de glucógeno.** En este periodo también es conveniente la ingesta de carbohidratos de alto índice glucémico.

DEXTROSA (Glucosa)

La *dextrosa* que es glucosa en polvo se obtiene a partir del almidón de cereales como el maíz o el trigo. Es más digestible que la sacarosa, ya que al ser un azúcar simple se absorbe directamente mediante un mecanismo activo sin digestión previa. Debido a su estructura, su contenido energético bruto es algo inferior al de la sacarosa y asimismo su valor edulcorante es menor.

La dextrosa, un monosacárido que se obtiene por hidrólisis del almidón, se encuentra también en embutidos como salchichón, chorizo, y salsas. Todas las frutas naturales tienen cierta cantidad de glucosa (a menudo con fructosa), que puede ser extraída y concentrada para hacer un azúcar alternativo. A nivel industrial, tanto la glucosa líquida (jarabe de glucosa) como la dextrosa (glucosa en polvo) se obtienen a partir de la hidrólisis enzimática de almidón de cereales (generalmente trigo o maíz).

La glucosa, libre o combinada, es el compuesto orgánico más abundante de la naturaleza. **Es la fuente primaria de síntesis de energía** de las células, mediante su oxidación metabólica, y es el componente principal de polímeros de importancia estructural como la celulosa y de polímeros de almacenamiento energético como el almidón y el glucógeno.

D-RIBOSA

D-Ribosa es un azúcar natural, un monosacárido con cinco átomos de carbono (azúcar pentosa). Es un componente central de los nucleótidos -los componentes de ADN y ARN están compuestos de ribosa-, así como de sustancias esenciales para el metabolismo celular, tales como ATP, AMPc, NAD, FAD y coenzima A. En circunstancias normales, la ribosa se produce en el cuerpo a partir de glucosa, pero éste es un proceso relativamente lento. La ribosa producida se convierte en energía en las células conectando y fomentando la producción de ATP. ATP o trifosfato de adenosina, es una molécula que almacena y proporciona energía. Es la base energética para todos los procesos celulares. En cierto sentido, las moléculas de ATP constituyen la batería de nuestras células, lo que garantiza que la energía necesaria para todas nuestras funciones corporales y actividades del día a día se salvaguarda de la mejor manera posible.

El ATP se consume y tiene que ser rehecho una y otra vez a fin de proporcionar a las células la energía que necesitan. Las células vitales saludables están constantemente reponiendo sus suministros de ATP.

Sin embargo, en condiciones adversas, por ejemplo, estrés, ejercicio extenuante, lesión, enfermedad o a causa del envejecimiento de los tejidos, como los que se encuentran en el corazón y en los músculos esqueléticos, a menudo no son capaces de mantener los suministros de ATP en un nivel óptimo. La disponibilidad de ribosa y creatina puede desempeñar un papel crucial en esto.

En tales casos, los suplementos de ribosa pueden ser muy valiosos en términos clínicos. Después de todo, hay motivos bioquímicos sólidos para suponer que los suplementos de ribosa contribuyen al proceso de adquisición de energía. Así, muchos estudios ponen de relieve la capacidad de la ribosa para aumentar las concentraciones intracelulares de ATP durante o

Aplicación deportiva

En los casos de agotamiento, los esfuerzos de células para restaurar los niveles de nucleótidos adenosina se realizan de dos maneras: la reutilización y la nueva síntesis Esto implica el reutilizar AMP y el ATP se rehace a partir de los productos de degradación del AMP. La segunda forma consiste en nuevos nucleótidos que se producen a partir de la ribosa. Para ambas opciones la ribosa es indispensable.

La producción propia de ribosa en el cuerpo es a menudo insuficiente y aunque en principio, se puede producir ribosa en las células del cuerpo a partir de glucosa, los pasos enzimáticos en el proceso son lentos. En consecuencia, la ribosa es producida sólo en pequeña cantidad. Como resultado de esto, el tejido muscular del corazón y el tejido muscular esquelético en particular, a menudo no son lo suficientemente capaces de compensar la pérdida significativa de los nucleótidos de adenosina que acontecen (por ejemplo) después de un esfuerzo intenso o en caso de enfermedad.

En tales casos, los suplementos de ribosa eluden la producción lenta de ribosa a partir de la glucosa, haciendo que sea rápidamente disponible tanto para la nueva síntesis de adenosina, como para la reutilización de los productos de degradación de AMP, que de otra manera se perderían. In vitro, la ribosa ha demostrado aumentar la nueva síntesis de ATP, ADP y AMP en el tejido muscular por un factor de tres a cinco. Incluso la reutilización de los productos de degradación de AMP aumentan en un factor de tres a ocho, dependiendo del tipo de músculo esquelético.

Después de esfuerzo físico intenso el cuerpo puede experimentar los efectos de la hipoxia (baja concentración de oxígeno). En particular, los practicantes de deportes cuyo desempeño conlleva esfuerzos explosivos repentinos -por ejemplo, levantamiento de pesas, carreras de velocidad y entrenamiento de fuerza- obtendrán un mayor beneficio de la ribosa. Además, la ribosa también se aconseja para los practicantes de deportes cuyo desempeño conlleva un esfuerzo físico intenso intermitente, como es el caso del fútbol, tenis y baloncesto. Lo patinadores, por ejemplo, quedan exhaustos durante las carreras de competición que exhiben síntomas de cianosis, como lengua y labios azules (hipoxia).

Parece evidente que los practicantes de todos los deportes podrían beneficiarse de los suplementos de ribosa, pero no todos los aspectos de la misma han sido objeto de investigación científica. Sin embargo, muchos practicantes de diferentes deportes están muy entusiasmados con el uso de la ribosa y confirman que han experimentado una mejor recuperación y menos fatiga. Los atletas de resistencia pueden beneficiarse de tomar una dosis de 2,5 gramos por hora de esfuerzo durante el ejercicio, como los corredores de larga distancia y los ciclistas, que recuperan más rápidamente con la ayuda de ribosa.

Hasta ahora, las investigaciones han indicado que para obtener mejores efectos con la ribosa debe ser tomada tan cerca de la competición como sea posible o durante la misma, con una dosis sugerida de 3-5 gramos 30 minutos antes de la esfuerzo, y una dosis similar poco después del esfuerzo. La ribosa se disuelve fácilmente en agua, tiene alrededor de la mitad de la edulcoración de la sacarosa y un sabor agradable, lo que significa que se puede mezclar con bebidas deportivas consumidas durante el ejercicio. Los días de descanso, cuando no hay un entrenamiento intensivo o competición, se recomienda una dosis de alrededor de 2 gramos de ribosa poco antes de dormir. Para los practicantes de deportes, la combinación de creatina y ribosa también es extremadamente interesante. La dosis de creatina debe ser más alta de lo que es para la ribosa, con una relación de creatina / ribosa de alrededor de 4:1 o 3:1.

Indicaciones no deportivas

CARDIOPATÍAS

Un corazón en mal estado no es lo suficientemente capaz de bombear sangre a los tejidos. Como consecuencia, los tejidos no son abastecidos con el oxígeno suficiente (aeróbico) para asegurar una adecuada producción de ATP. El corazón depende en gran medida del suministro de PPRP (ribosa activada) para la recuperación de energía. En el caso de isquemia en el músculo cardíaco, los niveles de ATP pueden caer más de un 50 % y puede llevar 7-10 días antes de que se restauren. Varios estudios revelan que los suplementos de ribosa contribuyen a la recuperación de los niveles de ATP y de la función del corazón: los niveles son más o menos restaurados en uno o dos días. En pacientes con insuficiencia cardíaca (descompensación cardiaca) se puso de manifiesto que el corazón funcionaba notablemente mejor en términos de numerosos parámetros, después de ocho semanas de suplementos de ribosa.

EPOC

La Enfermedad pulmonar obstructiva crónica es una enfermedad de los pulmones, que es perjudicial para el corazón a largo plazo. Los resultados de un caso de estudio publicado apuntan a una mejora de la función cardiaca y a un aumento de la circulación en los pulmones con un incremento en el intercambio de gases. El uso de la ribosa resultó en una mejora considerable en términos de rendimiento físico.

LA FIBROMIALGIA (FMS) Y LA FATIGA CRÓNICA (SFC)

La fibromialgia es a menudo acompañada por bajas concentraciones de oxígeno en el tejido muscular (hipoxia local). Esto puede ser causado por la producción alterada de ATP debido a una fosforilación oxidativa perturbada y / o a una deficiencia en términos de sustancias necesarias para la producción de ATP. El agotamiento de ATP resulta en una función celular alterada y en última instancia en el dolor y la rigidez muscular, frecuentemente experimentados por los pacientes con el síndrome de fibromialgia. Estudios de varios casos y otro estudio preliminar con 41 pacientes sugieren una reducción significativa en los síntomas después de un tratamiento con suplementos de ribosa. Dos terceras partes de los 41 pacientes con FMS y / o SFC mostraron una mejora significativa tanto en términos de energía, sueño, lucidez y dolor como en términos de bienestar general al tomar 5 gramos de ribosa tres veces al día. En promedio, los pacientes mostraron por medio de una escala analógica visual (EAV) un aumento en los niveles de energía y el bienestar general de un 45 % y un 30 % respectivamente.

DEFICIENCIA DE DEAMINASA MIOADENILATO

También puede ser el caso que la ribosa tenga la capacidad de prevenir síntomas tales como calambres musculares, dolor muscular y rigidez en pacientes con deficiencia de desaminasa de mioadenilato (MADD). MADD es un trastorno genético en el cual la enzima AMP deaminasa (también llamada deaminasa mioadenilato), que convierte AMP en IMP (inosina monofosfato), no funciona correctamente. Como resultado, el AMP se acumula en la célula y se expulsa como purina. Esto da lugar a una pérdida considerable de la adenosina como purina. Aproximadamente el 1-2% de las personas de origen europeo sufren de esta condición. Una marcada reducción de los síntomas se observa cuando los pacientes toman una dosis diaria de 0,2 g de ribosa por kg de peso corporal. Casos de estudio han descrito que pacientes que tomaron una dosis de 4 gramos de ribosa cada 10-30 minutos durante el esfuerzo físico, les permitió realizar todos los ejercicios sin síntomas de la enfermedad. Dosis diarias totales de hasta 60 g fueron toleradas sin efectos secundarios.

Contraindicaciones

Un estudio entre los individuos sanos a los que se administraron dosis diarias altas de 20 g de ribosa (2 x 10 g) durante un período de 2 semanas no produjo alteraciones hematológicas o bioquímicas. El único síntoma fue leve hipoglucemia y un nivel ligeramente elevado de ácido úrico, ninguno de los cuales fue considerado como significativo. Después de todo, resulta que aunque la ribosa es capaz de realizar la secreción de la insulina, esto no es suficiente para explicar el fenómeno de la hipoglucemia. Una posible explicación es una reducción simultánea en la resistencia a la insulina derivada de una disminución del estrés oxidativo. Un estudio piloto señaló una caída del estrés oxidativo como resultado de los suplementos de ribosa.

Aunque el efecto de hipoglucemia de la ribosa es dependiente de la dosis y el uso de un par de gramos al día probablemente no daría lugar a efectos indeseables, parece obvio que se debe tener precaución en personas que usan medicamentos para la diabetes. Al consumirla, la ribosa es absorbida rápidamente y alcanza su máxima concentración en la sangre después de unos 45 minutos. La vida media en la sangre es de alrededor de media hora. Por otra parte, la ribosa no se acumula en los tejidos y no se almacena en las células en forma libre. Aunque investigaciones in vitro muestran que D- ribosa forma sub-productos finales de glicación avanzada (AGE) con mayor rapidez que la glucosa, esto no parece ser representativo de la realidad práctica del día a día. Las dosis altas de ribosa dan sólo fugazmente valores en sangre más altos, pero esto producirá concentraciones entre 0,1 y un máximo de 1 mmol, mientras que investigaciones in vitro que implican concentraciones de ribosa por encima de 0,15 mmol, sugieren una disminución en los procesos de glicación. A diferencia de la glucosa, es improbable que, como un azúcar, la ribosa juegue un papel en la formación de indeseables AGE.

Las dosis extremadamente altas (60 gramos por día o más) pueden dar lugar a trastornos gastrointestinales (debido a la diarrea osmótica). En general se cumple que la proporción que se absorbe pero no se utiliza, se excreta a través de la orina o convierte en glucosa y luego en glucógeno en el hígado. No hay información disponible sobre el uso de ribosa durante el embarazo o la lactancia.

Dosis

Las recomendaciones para la ribosa pueden variar de 3 a 60 gramos por día. Una dosis comúnmente utilizada es de 2-10 gramos dos veces al día. Sin embargo, en las investigaciones se utilizan comúnmente dosis más altas de ribosa (16-36 gramos por día), tomadas en cuatro dosis. Debido al hecho de que la ribosa es fácilmente absorbible y tiene un sabor agradable, se mezcla bien con las bebidas o alimentos líquidos.

Sinergismo

La creatina es un sinergista ideal para la ribosa. El fosfato de creatina proporciona el grupo fosfato para permitir la producción de ATP a partir de ADP, contribuyendo así a la conservación de una amplia disponibilidad de adenosina en la célula. Se recomienda tomar monohidrato de creatina y suplementos de ribosa en una proporción de 4:1. Asimismo, la acetil-L-carnitina y la coenzima Q10 funcionan bien en combinación con la ribosa cuando se trata de mejorar el metabolismo de la energía celular.

CAFEÍNA

La cafeína es un alcaloide del grupo de las xantinas, de apariencia sólida, cristalina, blanca y de sabor amargo, que actúa como una droga psicoactiva y estimulante. Se encuentra también como guaranina (en el guaraná), mateína (en el mate), y teína (encontrada en el té), todas las cuales contienen además algunos alcaloides adicionales como los estimulantes cardíacos teofilina y teobromina, y a menudo otros compuestos químicos como los polifenoles, los cuales pueden formar complejos insolubles con la cafeína.

La cafeína puede encontrarse en cantidades variables en las semillas, hojas y frutos de algunas plantas, donde actúa como un pesticida natural que paraliza y mata ciertos insectos que se alimentan de las plantas. Es consumida por los humanos principalmente en infusiones extraídas del fruto de la planta del café y de las hojas del arbusto del té, así como también en varias bebidas y alimentos que contienen productos derivados de la nuez de cola.

Otras fuentes incluyen la yerba mate y el fruto del Guaraná.

En los humanos, la cafeína actúa como estimulante del sistema nervioso central que produce un efecto temporal de restauración del nivel de alerta y eliminación de la somnolencia.

Las bebidas que contienen cafeína, tales como el café, el té, algunas no alcohólicas (especialmente los refrescos de cola) y las bebidas energéticas, gozan de una gran popularidad. Ello nos lleva a asegurar que es la sustancia psicoactiva más ampliamente consumida en el mundo.

La cafeína tiene propiedades diuréticas, pero los consumidores regulares, sin embargo, desarrollan una fuerte tolerancia a este efecto. Los estudios no han podido demostrar la creencia general de que el consumo regular de bebidas con cafeína contribuyen significativamente a la deshidratación.

Desde hace poco es nuevamente legal en el deporte (como sustancia), habiendo sido excluida por la Agencia Mundial Antidopaje en enero del 2004 de la lista de sustancias prohibidas.

Sus efectos en el organismo son comparados con otros productos como la jalea real, el ginseng o el polen, y en ocasiones espectaculares. Se trata de una droga social de gran utilidad en el deporte, tanto para los entrenamientos, como para la recuperación o durante la competición.

Propiedades:

El valor nutritivo del café es muy bajo, pero contiene minerales (potasio, magnesio, calcio, cromo) y vitaminas (niacina)

No se acumula en el organismo, se degrada en el hígado y se elimina por la orina entre 3 y 6 horas después de su consumo.

La ingesta de cafeína, ya sea de forma natural en café, té o bebidas con cafeína es muy útil antes de los entrenamientos, sobre todo los entrenamientos matinales y los que se realizan poco después de comer.

A menudo, se añade la cafeína a medicamentos que no necesitan receta médica, como analgésicos, supresores del apetito y medicamentos para el resfriado.

El consumo excesivo de cafeína puede llevar a que se presenten taquicardias (frecuencia cardiaca rápida), diuresis (excreción excesiva de líquidos), náuseas y vómitos, intranquilidad, ansiedad, depresión, temblores y dificultad para dormir.

El ser humano no requiere del consumo de cafeína en la dieta; sin embargo, su consumo moderado no está asociado con ningún riesgo para la salud. Tres tazas de café de 235 ml (250 miligramos de cafeína) por día, se consideran una cantidad moderada o promedio de cafeína y 10 tazas de 235 ml se consideran un consumo excesivo.

Un resumen de sus propiedades podría ser:

Estimula el sistema nervioso central.

Aumenta la diuresis, a largo plazo puede provocar deshidratación.

Retrasa la sensación de cansancio.

Aumenta la actividad mental

Reduce la sensación de sueño y apatía.

Posee un efecto vasoconstrictor a nivel cerebral.

Uso en el deporte:

La cafeína no es adictiva, no produce síndrome de abstinencia como el tabaco u otras drogas, aunque podemos acostumbrarnos a las reacciones que produce en nuestro organismo y acusar adicción. Lo que si produce es un aumento de la tolerancia, por lo que para conseguir los mismos efectos cada vez tendremos que tomar más cafeína.

Es posible que no tenga beneficios en los deportes o ejercicios de corta duración o explosivos, mientras que en deportes de media o larga duración pueden contribuir de entre 10 y 20% de mejora de los resultados y hasta un 30% en el retardo de los síntomas del cansancio.

Muchos de los efectos de la cafeína son directamente en el sistema nervioso y en el cerebro, por lo que el componente psicológico en la mejora de los resultados con la ingesta de cafeína es bastante notable. Estos efectos psicológicos de euforia y activación junto con el retraso de la sensación de cansancio, pueden explicar buena parte del 20% de la mejora observada. En deportista de alto nivel, adaptados al sufrimiento psicológica y físicamente, el componente extra de la cafeína se hará también notar.

El café arábico suele contener menos cafeína que el resto, y las bebidas energéticas suelen tener la cafeína correspondiente a un cuarto de taza de café.

TRÍBULUS

Tribulus en latín significa *espinoso*, comúnmente conocido como enredadera espinosa o fruto del abrojo. Este adaptógeno, originario de Bulgaria, ha sido utilizado durante siglos en Europa para el tratamiento de la infertilidad e impotencia y como estimulante muscular, tanto en hombres como mujeres. Además, ha resultado beneficioso en el tratamiento de la cardiopatía isquémica.

Contenido:

Contiene principios activos importantes tales como fitoesteroides, flavonoides, alcaloides y glucósidos, saponinas esteroidales del tipo furostanol con una cantidad predominante de protodioscina (no menos del 45%) que parece ser la que produce los efectos clínicos relacionados al ámbito sexual y muscular. Estos componentes activos ejercen un efecto estimulante sobre el sistema inmunológico, sexual y reproductivo, con **aumento del desarrollo de la musculatura**, vigor y resistencia.

Funciones:

Aumenta los niveles de DHEA por la presencia de protodioscina, la cual es convertida por las glándulas suprarrenales en la hormona dehidroepiandrosterona (DHEA), que constituye la materia prima para la fabricación de testosterona y estrógenos, así como de otras hormonas.

La producción de DHEA comienza a declinar a medida que se envejece. Al llegar a los 60 años, el organismo sólo logra producir un 5 a 15% de las cantidades normales, lo que contribuye al proceso de envejecimiento y al deterioro de las funciones sexuales y el bajo rendimiento muscular.

El tríbulus eleva los niveles séricos de testosterona en más del 40%, promoviendo la síntesis proteica y el equilibrio nitrogenado positivo, lo que constituye una ventaja para los atletas, ya que logra un mayor crecimiento de las células musculares y **el aumento de la fuerza muscular**, así como una recuperación más rápida del estrés muscular.

Otras ventajas adicionales son el aumento de la confianza en sí mismo, mejor actitud hacia los ejercicios y en general contribuye a una mejor disposición de ánimo. Por estos motivos el *Tribulus terrestris* se ha convertido en el suplemento herbario favorito de destacados levantadores de pesas y físico-culturistas profesionales.

En las mujeres aumenta significativamente los niveles de estradiol, la hormona luteinizante (LH) y la hormona folículo-estimulante (FSH).

Mejora la perfusión miocárdica y disminuye los niveles séricos de colesterol, mejorando su metabolismo a nivel hepático. Este efecto, sumado a la mejoría en la perfusión miocárdica, explica sus beneficios en el tratamiento del angor pectoris

MACA (*Lepidium Peruvianum*)

La Maca es un tubérculo del cual se emplea la raíz para la elaboración de un tónico muscular y sexual. Actúa como energizante al mejorar todas las funciones del organismo, permitiendo un mejor aprovechamiento de la glucosa, tanto cerebral como físicamente. En los deportistas parece que posee efectos para **reducir la fatiga y aumentar la masa muscular**. Los pobladores andinos desde la antigüedad la utilizaban para mejorar sus capacidades físicas y mentales.

Contenido:

La raíz de la maca es una excelente fuente de vitaminas y minerales y los análisis indican que contiene: proteínas, aminoácidos esenciales, carbohidratos (fructosa y glucosa), fibras; vitaminas: (B1, B2, B6, B12, ácido ascórbico, caroteno); minerales: hierro, calcio (superior a cualquier otra planta), fósforo, potasio, sodio. La composición química elemental aproximada del cuerpo humano es similar a la composición química de la maca, por lo que puede ser considerada una planta adaptogénica por sus efectos selectivos según las necesidades del organismo.

Propiedades:

La maca se emplea como un alimento tanto fresco como seco. Para el primer propósito, se emplean las raíces frescas tanto crudas como cocidas. Las raíces secas son preparadas mediante la limpieza previa en agua y su posterior desecado al sol, generalmente en piezas de tela. Después se almacenan en bolsas, pudiendo llegar a mantener un buen estado durante años, siendo un detalle comprobado que tras su segundo año su sabor se deteriora considerablemente.

La maca posee algunas propiedades medicinales, siendo una de las más popularles la capacidad que posee de mejora la fertilidad, como afrodisiaco y para aumentar la espermatogénesis.

También se le atribuye propiedades benéficas para el sistema nervioso en especial la memoria. Actualmente es utilizado ampliamente por su papel como **energizante.**

ÁCIDO ALFA LIPOICO

El Acido Alfa Lipoico (Alpha Lipoic Acid) está considerado como el antioxidante universal.

Aplicaciones
Es un co-factor esencial en el metabolismo de la energía, aumentando la disponibilidad de la glucosa. A nivel muscular, **protege al sistema muscular** del deterioro ocasionado por el entrenamiento excesivo, evitando el síndrome conocido como "deportista quemado".

Ayuda a bajar de peso. Ayuda a mejorar la salud cardiaca aumentando la eficiencia del músculo cardiaco. Protege las arterias capilares y venas.

Otros beneficios:
Preventivo del desgaste muscular.

Ayuda a disminuir la sequedad de los ojos y la piel.

Favorece la elasticidad de la piel y la suaviza.

Lucha contra las arrugas.

Previene el envejecimiento prematuro.

Posee protección contra el cáncer.

Disminución de las varices.

Disminución del estrés.

Disminución de riesgo de flebitis.

Inhibe la replicación del virus del SIDA.

Elimina de nuestro cuerpo metales pesados como el mercurio y el plomo.

HGH (Hormona del Crecimiento Humano)

La hormona del crecimiento humano (HGH, Human Growth Hormone) que se produce en la hipófisis, estimula la síntesis de las proteínas y como consecuencia favorece el desarrollo de los músculos y huesos, acelerando el crecimiento de tejidos y órganos, en especial huesos, corazón e hígado. Aunque el crecimiento finaliza en la adolescencia, esta hormona se secreta durante toda la vida, pues es necesaria para la formación de nuevos materiales que reemplacen a las estructuras desgastadas. Además es indispensable por su importante acción sobre el metabolismo, favoreciendo la utilización de los depósitos grasos como fuente de energía.

Funciones:

La Hormona Somatotropina (HGH, también GH), que en su forma primaria consiste en una cadena de 191 aminoácidos, ocasionará con su déficit un crecimiento menor, mientras que el exceso se traducirá en gigantismo. En la medida en que nos volvemos adultos, la HGH es responsable de que no se pierda masa muscular, apoyar la respuesta saludable del sistema inmune y regular aspectos relacionados con el metabolismo de las grasas.

Los niveles más altos se alcanzan mientras somos adolescentes y entonces empiezan a caer abruptamente al comienzo de los 30. A los 60 nuestra secreción diaria apenas alcanza el 10% de la que fue en nuestra juventud, lo que ocasiona la pérdida del impulso vital.

La HGH es segregada de un modo pulsátil, generalmente siguiendo un ritmo circadiano. Cierto número de estímulos puede iniciar la secreción de HGH, siendo el más poderoso de corta duración, y se logra mediante el ejercicio intenso y el sueño. Durante las primeras horas del sueño (aproximadamente dos horas después de dormirse), la somatostatina se apaga y la GHRH se activa convirtiéndose en pulsos de HGH. Una vez que es liberada tiene muy corta vida, se metaboliza y desaparece en media hora. Durante esta media hora, viaja al hígado y a otros tejidos y los induce a segregar una hormona polipéptida llamada Factor de Crecimiento similar a la insulina (IGF-1) que estimula la proliferación de condorcitos (células de cartílago), cuyo resultado es el crecimiento óseo. También participa en la proliferación y la diferenciación de mioblastos (precursores de las fibras de la estructura muscular), estimulando la absorción de los aminoácidos y la síntesis de las proteínas en los músculos y otros tejidos.

La HGH estimula el anabolismo proteico en muchos tejidos, disminuyendo la oxidación de las proteínas y mejora el aprovechamiento de las grasas por oxidación de los triglicéridos en las células de grasa (adipocitos).

La cantidad de la hormona humana del crecimiento en un adulto sano se reduce cerca de un 14% por década después de los 30 años y en muchos casos se ha agotado totalmente a los 70 años. La Asociación Americana de Endocrinología, sugiere que la deficiencia de la HGH es un acontecimiento relativo a la edad, caracterizado por una serie de síntomas fácilmente reconocibles:

Fatiga

Disminución de la masa muscular del cuerpo

Disminución de la fuerza

Disminución en la capacidad y la habilidad física

Perdida de sueño

Reducción del ritmo cardiaco

Falta de energía

Resfriados de repetición

Aumento de peso

Incremento de las grasas

- Decrecimiento del músculo y de las estructuras limpias del cuerpo.

- Decrecimiento de la densidad ósea, comienzo de osteoporosis.
- Decrecimiento de las funciones cerebrales y pérdida del intelecto con el envejecimiento
- Decrecimiento de la actividad sexual
- Decrecimiento general del bienestar físico y mental
- Incremento de los desórdenes, menos calidad de sueño
- Depresión.

La HGH es el último producto anti-envejecimiento descubierto, ya que regenera la piel, el cabello, músculos, huesos, corazón, pulmones, hígado y riñones, aproximando su rendimiento a épocas anteriores de plenitud, previniendo de esta manera enfermedades como la osteoporosis o los ataques al corazón.

En resumen:

Ayuda a disminuir las arrugas

Ayuda a perder peso

Recupera el color del cabello y ayuda a su crecimiento

Mejora la textura y elasticidad de la piel

Aumenta la energía muscular

Ayuda a tener apetito sexual

Disminuye el colesterol

Regenera el corazón, el hígado los riñones y los pulmones

Disminuye la presión sanguínea

Restaura la masa muscular y ósea

Elementos que favorecen la producción hormonal

Agregando algunos gramos de Arginina y Glutamina a nuestro programa de suplementos diario podemos incrementar nuestros niveles de HGH. Si lo simultaneamos con ejercicios de alta intensidad y corta duración, provocaremos que nuestros cuerpos segreguen una significativa cantidad de HGH.

BEBIDAS ISOTÓNICAS Y ENERGIZANTES

Son adecuadas para cualquier persona que tenga que realizar ejercicios físicos no habituales, siendo de especial utilidad para la práctica del deporte en épocas calurosas o ambientes cerrados. También se emplean como sustituto de los tradicionales refrescos de fruta o cola, y como energizante suave para personas con poca resistencia muscular. Otra utilidad es la fiebre y los vómitos, permitiendo aportar al organismo enfermo sales minerales imprescindibles para la salud y que se pierden en los procesos normales de evacuación (sudor, orina, heces).

Bebidas isotónicas

Se dice que una bebida es isotónica cuando su composición tiene la misma concentración de sales que el suero sanguíneo. Por tanto, tienen la misma presión osmótica que la sangre y no producen la deformación de los glóbulos rojos.

Entre las marcas más populares tenemos *Aquarius, isostar, powerade* y *gatorade*. La fórmula es similar en todos y se compone de: agua, hidratos de carbono simples (glucosa, fructosa, glucosa, dextrosa, sacarosa) y complejos (polímeros de glucosa, como las maltodextrinas), y sales minerales (sodio, potasio, cloro y fósforo). Algunas incorporan magnesio, calcio, ácido cítrico, vitaminas, colorantes, aromatizantes y edulcorantes.

Bebidas estimulantes

Coca cola y *Pepsi*

Contienen fórmulas similares, aunque a ambos fabricantes les convenga decir que su composición se mantiene en secreto. Analizadas encontramos: citrato de cafeína, extracto de vainilla, aromatizantes (naranja, limón, nuez moscada, canela, cilantro, etc.), ácido cítrico, jugo de lima, azúcar, agua y extracto fluido de nuez de Cola, que le aporta el aroma característico.

Su efecto energético se manifiesta de manera discreta y mantenida durante al menos cuatro horas. Puede ocasionar acidez estomacal.

Redbull, Burn y similares

Contienen glucoronolactona, cafeína, sacarosa, glucosa, inositol, vitamina B6 y B12, niacina y ácido pantoténico, además de taurina, un aminoácido decisivo para las funciones cerebrales.

Poseen acciones energizantes de acción media y prolongada.

BATIDOS ENERGIZANTES CASEROS

Ingredientes:

1 plátano grande.

¼ de taza de harina de avena

1 vaso de leche de soja

1 cucharada de miel

½ cucharada de vainilla

Hielo el necesario

Preparación:

Se pela el plátano, y se mezcla con los otros ingredientes durante un minuto. Cuando esté perfectamente mezclado, se vacía en un vaso grande.

Bebida hidratante

Ingredientes:

5 cucharadas soperas de miel

½ cucharadita de sal

2 tazas de jugo de naranja

6 tazas de agua tibia para disolver la miel

Preparación:

Combínelos en una licuadora

Licuado suave de miel y frutas

Ingredientes:

1 taza de fresas

2 plátanos

1 taza de leche de avena o soja

½ taza de yogurt de vainilla sin grasa

4 cucharadas soperas de miel

Preparación:

En la licuadora procese todos los ingredientes hasta suavizarlos.

Naranjas con miel con altos niveles de potasio para recuperar el tono muscular

Ingredientes:

6 tazas de agua, tibia

2 tazas de jugo de naranja natural, exprimida

½ taza de miel

¼ cucharadita de sal

Preparación:

Combine todos los ingredientes, usando el agua tibia para disolver la miel. Déjelo enfriar y vacíelo a un envase con boquilla para beberlo en sus eventos deportivos.

Miel con limón

Ingredientes

8 tazas de agua, tibia

½ taza de jugo de limón

5 cucharadas soperas de miel

½ cucharadita de sal

Preparación:

Combine todos los ingredientes, usando el agua tibia para disolver la miel. Déjelo enfriar y vacíelo a un envase con boquilla para beberlo en sus eventos deportivos

Un licuado nutritivo

Ingredientes:

2 plátanos

4 cucharadas soperas de miel

1 taza de leche descremada

½ taza de yogurt sin grasa

Preparación:

Procese todos los ingredientes en la licuadora.

OTROS LIBROS DE INTERÉS

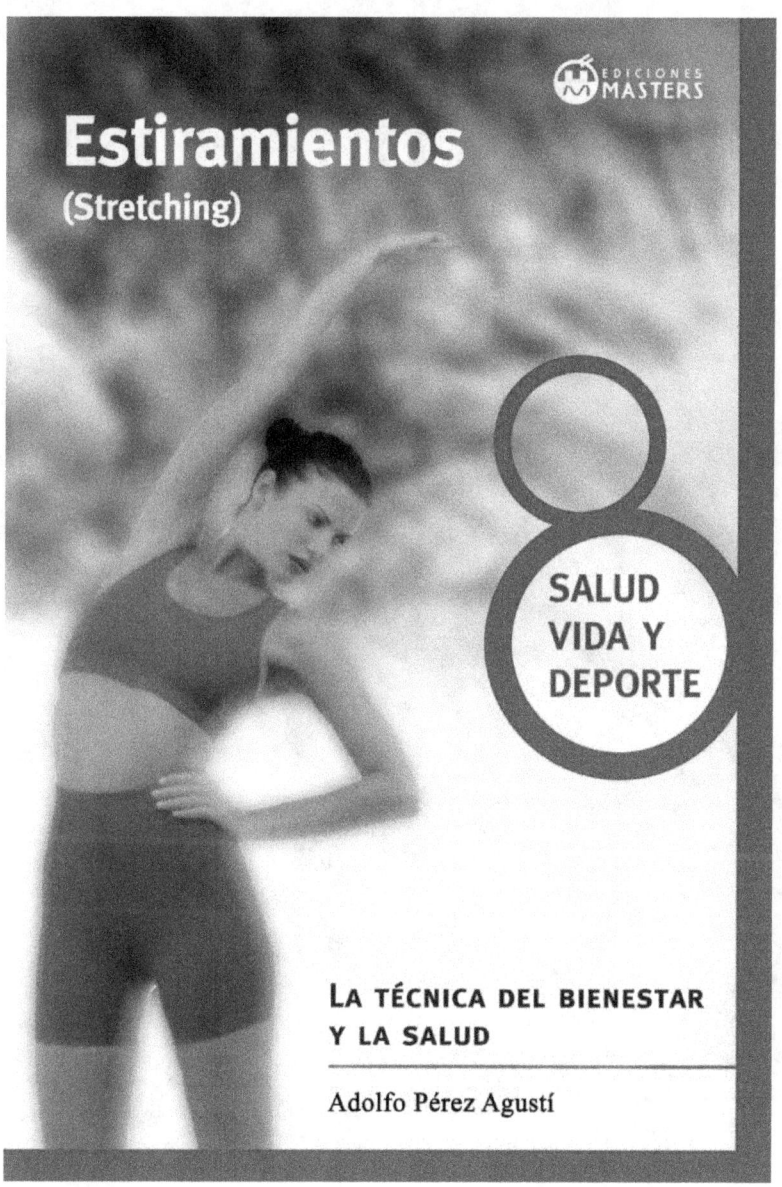

NUTRICIÓN DEPORTIVA

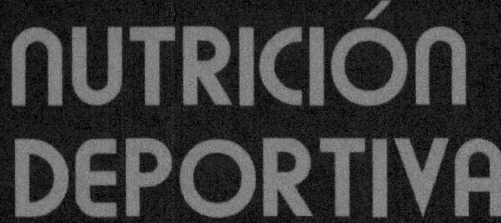

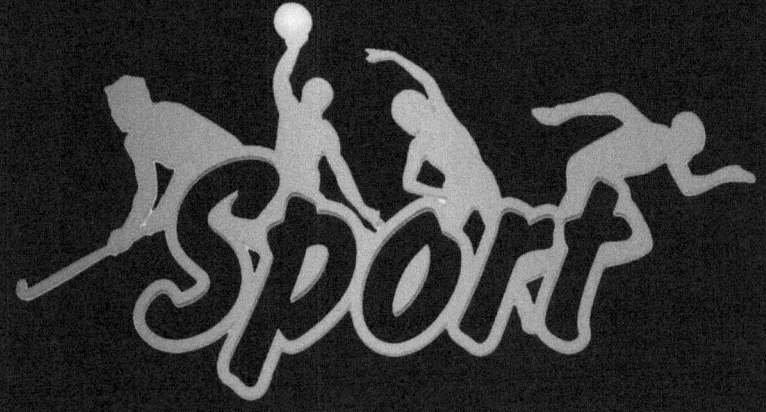

Adolfo Pérez Agustí

Monitor deportivo
Nutricionista
Cinturón negro

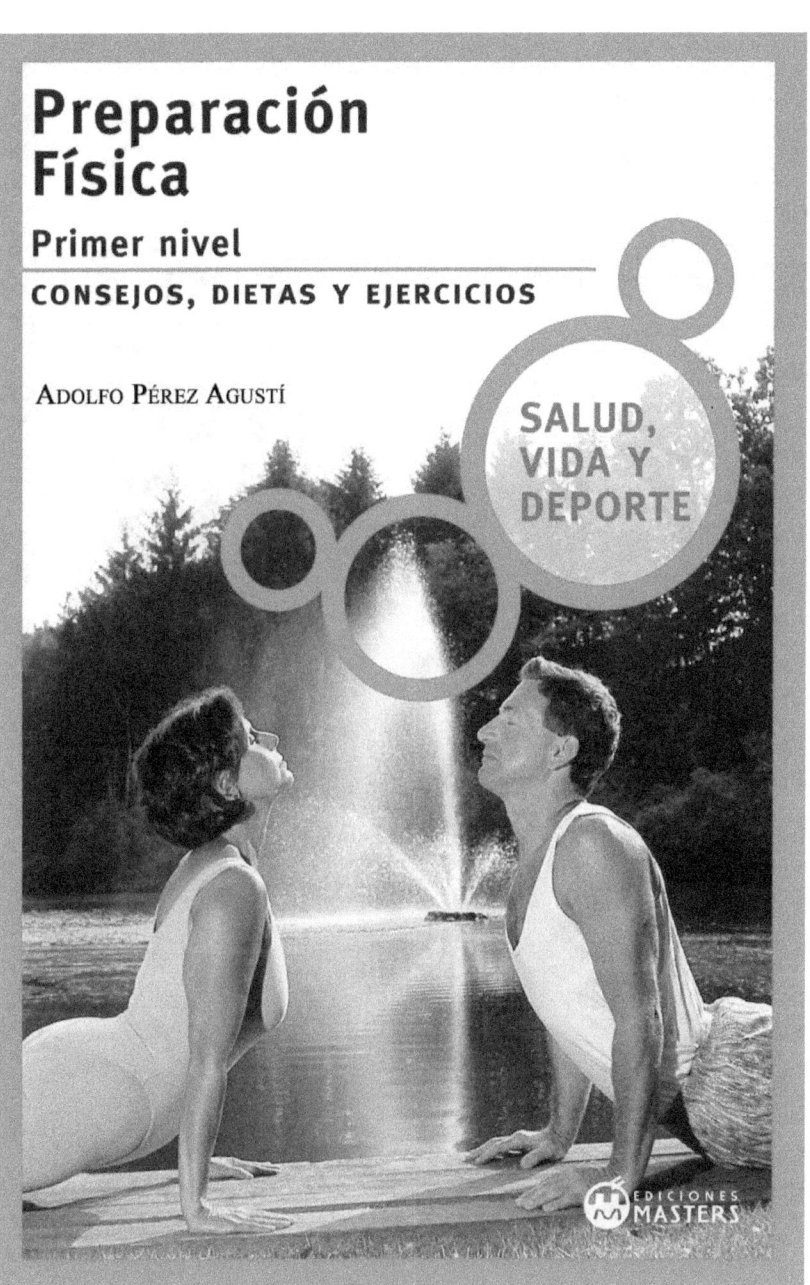

Preparación Física

Primer nivel

CONSEJOS, DIETAS Y EJERCICIOS

ADOLFO PÉREZ AGUSTÍ

SALUD,
VIDA Y
DEPORTE

EDICIONES
MASTERS

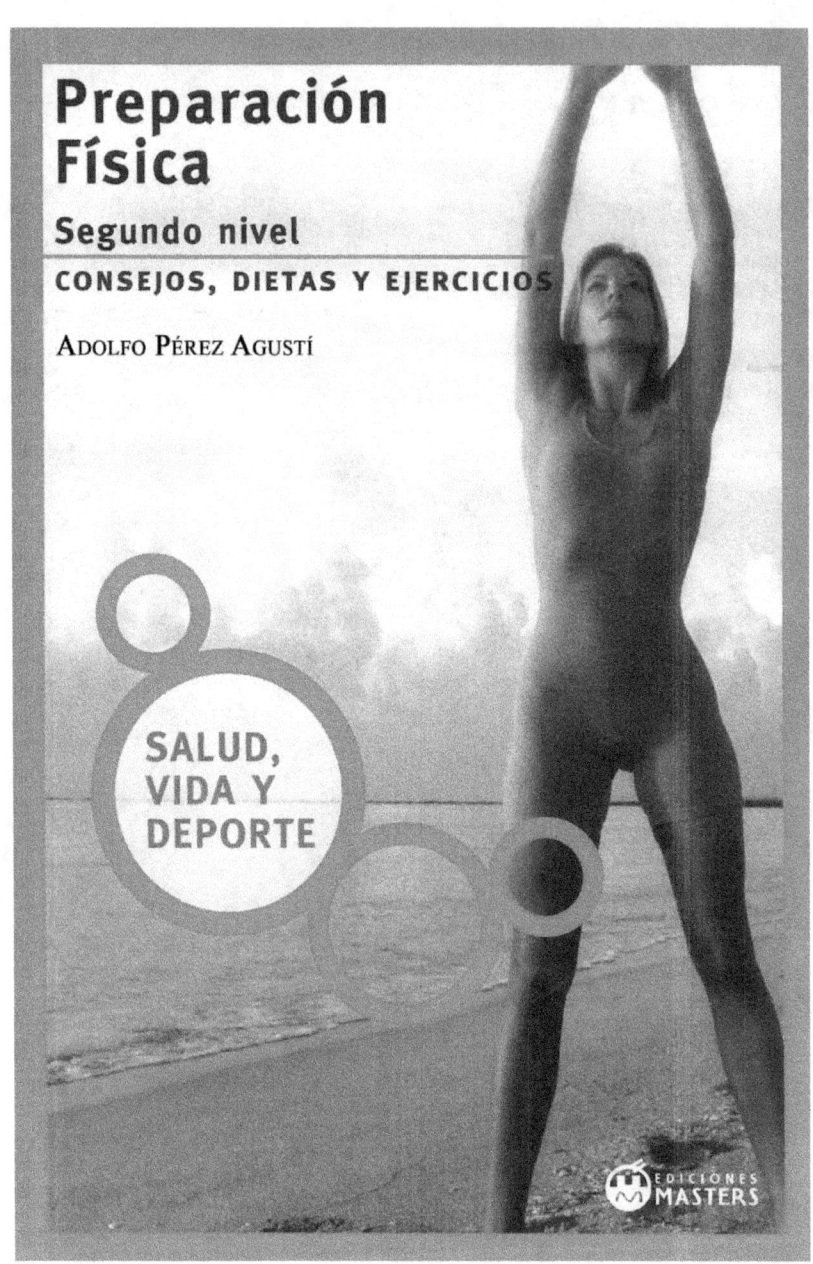

Preparación Física

Segundo nivel

CONSEJOS, DIETAS Y EJERCICIOS

ADOLFO PÉREZ AGUSTÍ

SALUD,
VIDA Y
DEPORTE

EDICIONES
MASTERS

Secretos para ser un campeón

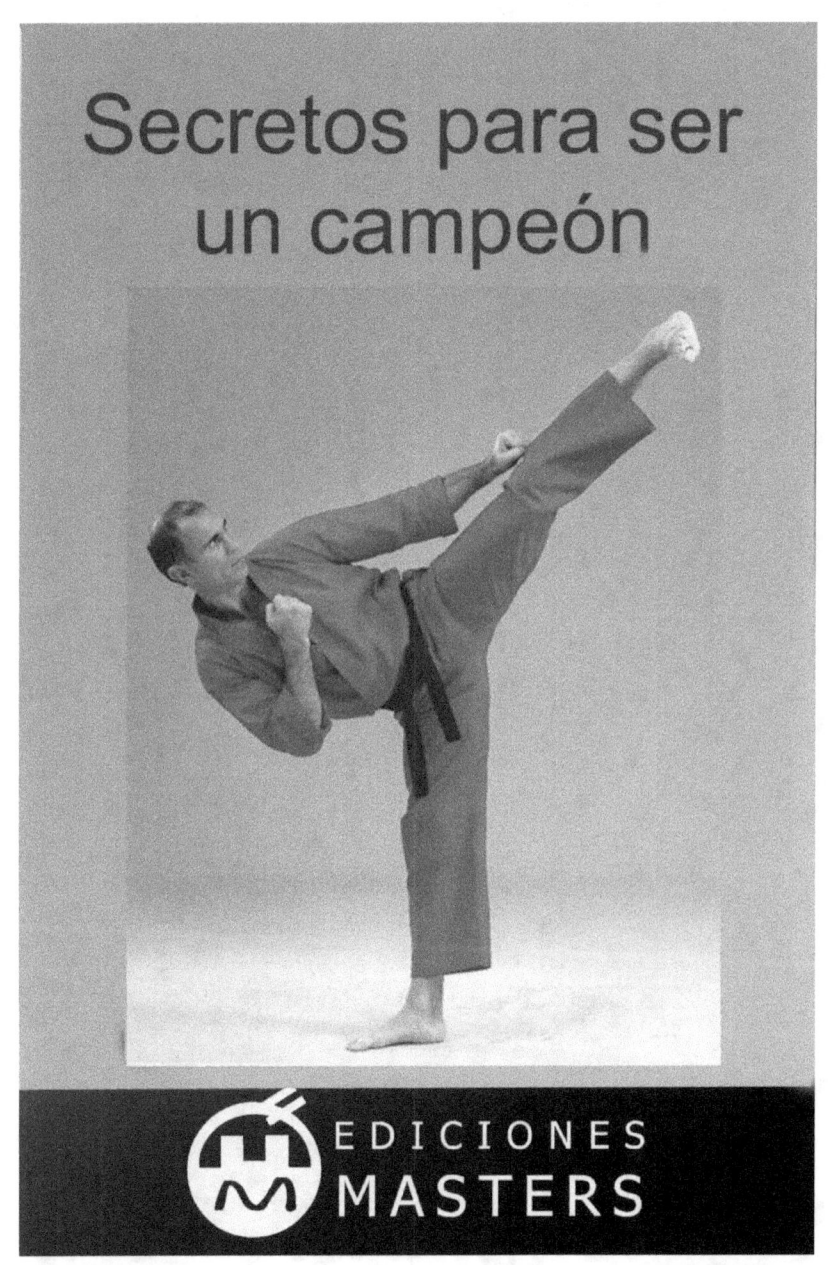

EDICIONES
MASTERS

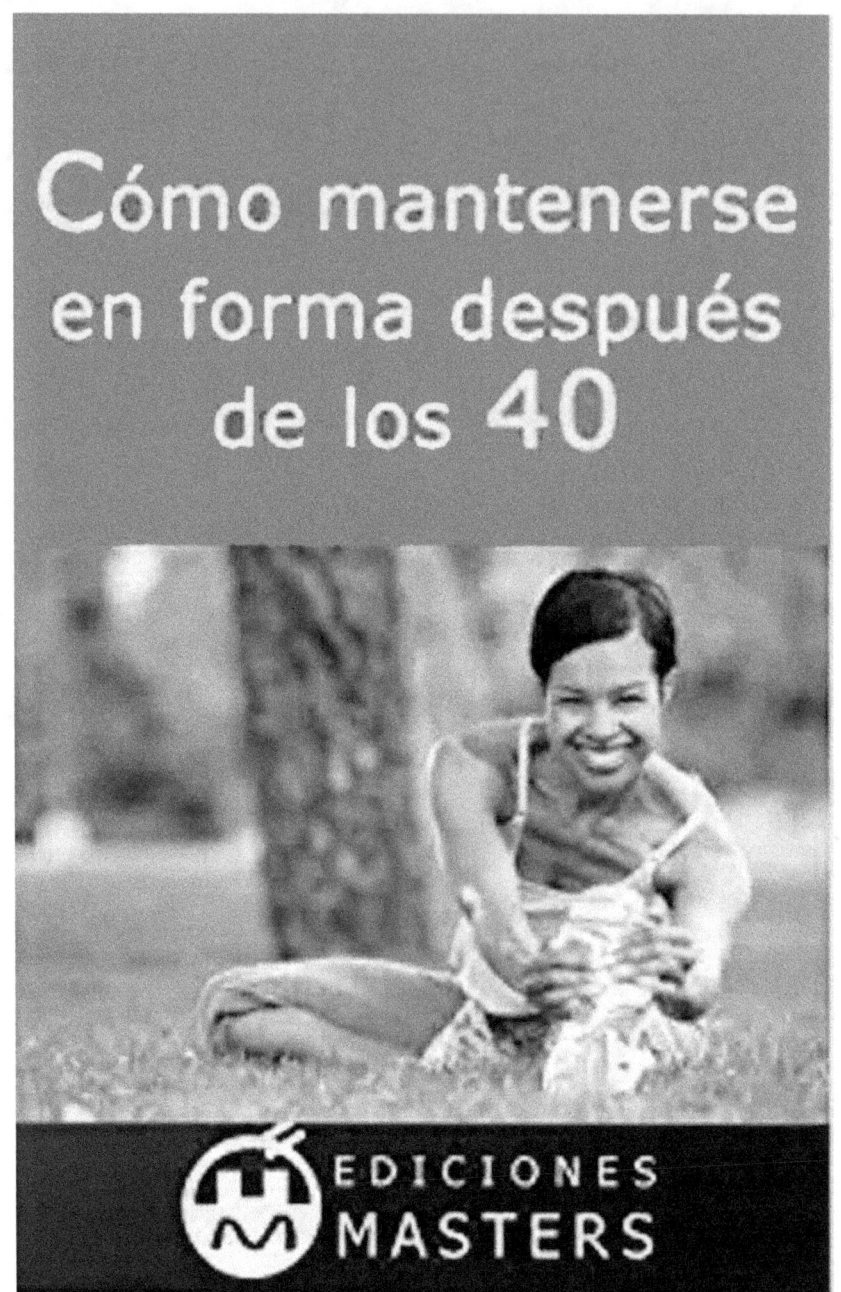

Cómo mantenerse
en forma después
de los 40

EDICIONES
MASTERS